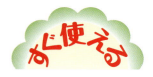

医師・看護師・薬剤師・CRCのための

分子標的薬トータルマネージメント

YURCCパッケージ

［第2版］

編集 **冨田 善彦** 新潟大学教授

RichHill Medical

第2版序文

　有効な薬剤がサイトカインしかなかった腎細胞癌に対して 2005 年に初め
て分子標的薬 sorafenib の開発治験を始めた際には，経口薬が本当に効くの
であろうか，また，予期しない有害事象が出現するのではないかと，期待と
不安が入り混じっていたのを思い出します。

　そんな中，泌尿器科医が中心となり，この分子標的治療を，安全に，より
有用に行うために，他分野の医師，多職種のメディカルスタッフのチーム
YURCC を立ち上げ，手探りの中，分子標的治療を行ってきました。その過
程で作成した YURCC のマニュアル「YURCC パッケージ」も 2010 年に一
冊の本として出版され，皆様にご活用いただいたことは，大変うれしい事で
した。

　初版を出版した後，axitinib と pazopanib が使用可能となり，改訂の必要性
を感じていましたが，諸方面からのご要請もあり，この度，この 2 薬剤につ
いての増補と，これまでの内容の改訂を行い，ここに第 2 版としてお届けで
きるのは著者全員の喜びです。

　このマニュアルが第 1 版と同様に，腎細胞癌の分子標的治療に携わる皆様
のお役にたてば幸いです。

2015 年 11 月

YURCC メンバー一同
（編集）冨田善彦 前山形大学医学部教授

第1版序文

はじめに

チーム YURCC・YURCC パッケージについて

　ご存じのように腎細胞癌（RCC）は分子標的治療のよいターゲットとされており，実際，多くの症例で効果がみられます。しかし，分子標的薬の治療ではこれまでになかったような副作用（有害事象：AE）が出現し，時として，非常に重篤になります。また，欧米での有害事象とは異なった形で出てくることも少なくないので，使用する側も患者さんも注意しなければなりません。

　チーム YURCC は腎細胞癌に対する分子標的治療を安全に行うために，分子標的薬による治療の経験を蓄積・共有し，普遍化することを目的として組織されました。新薬の使用を当たり前の治療にするまで，情報交換や対策を話し合うプラットフォームです。チーム YURCC は 2008 年 12 月から実際の活動を開始しました。実際の活動はもっぱらコア（問題や有害事象の関係するスタッフ）の話し合いとネットベースでの情報提供で行っております。チームの構成は医師，看護師，薬剤師，事務スタッフなど多職種にわたっています。

　本書のもとである YURCC で作成した YURCC パッケージは，実際の治療に必要な各種のツールをまとめたもので，すぐに使える，具体的な指示がある，AE については専門医への紹介のタイミングを明らかにする，ことを念頭に作成し，臨床現場で活用してきました。

　この度，皆様方のご批評を仰ぐためにも YURCC パッケージを拡充し，出版することにいたしました。本書では，これまでのパッケージ内容をアップデートし，さらに「分子標的治療における AE 対策の解説」，「手足症候群のフットケア・ハンドケア」，「看護基準」，臨床現場ですぐに使える「各種記入用紙」などを加えて，内容を一層充実させ，日常の臨床に役立てていただきやすいように工夫しました。

　このパッケージは，今後，現場の経験，情報に合わせて，定期的にアップデートすることを予定しております。アップデートに際しましては，先生方のご経験が貴重な情報となりますので，もし，このパッケージでお気づきの点，また，実際の対応でうまくいかないようなことがありましたら，巻末の「バリアンスシート」にご記載のうえ，お送りいただきたくお願い申し上げます。e-mail でも結構です。どのようなことでもかまいません，簡単なご記載で結構ですので，是非よろしくお願いいたします。

　なお，このパッケージは YURCC メンバー全員で作成したものですが，看護基準の原案については高橋理佳氏および青山賀子氏，また投与スケジュール・副作用管理シートおよび薬歴管理表についてはそれぞれ志田敏宏氏，青山賀子氏によるものであることを付記します。

　本書が先生方の診療に少しでもお役に立ちましたら，YURCC メンバー一同，幸いです。

2010 年 10 月

YURCC メンバー一同

（編集）冨田善彦 山形大学医学部教授

チーム YURCC メンバー（2015年11月）

渡邉 哲	医師 第一内科（循環器科）	柴田 陽光	医師 第一内科（呼吸器科）
井上 純人	医師 第一内科（呼吸器科）	今田 恒夫	医師 第一内科（腎臓内科）
渡辺 久剛	医師 第二内科（消化器科）	大泉 俊英	医師 第三内科（内分泌代謝内科）
吉岡 隆志	医師 腫瘍内科	村田 壱大	医師 皮膚科
太田 昭子	看護師 CRC 臨床試験管理センター	大沢 幸子	看護師 CRC 臨床試験管理センター
海老原 光孝	薬剤師 CRC 臨床試験管理センター	佐藤 洋子	看護師 8 階西病棟
青山 賀子	看護師 8 階西病棟	本田 美嘉	看護師 8 階西病棟
難波 都子	看護師 泌尿器科外来	宇津木 奈津子	看護師 泌尿器科外来
佐竹 麻衣	看護師 泌尿器科外来	黄木 千尋	看護師 化学療法室
浅野 由美	看護師 化学療法室	小松 千歳	看護師 化学療法室
山田 有美	看護師 化学療法室	志田 敏宏	薬剤師 薬剤部
山路 秀子	メディカルクラーク 外来事務	内藤 整	医師 泌尿器科
加藤 智幸	医師 泌尿器科		

連絡先　山形大学医学部腎泌尿器外科学分野（医局）
e-mail: hinyouki@mws.id.yamagata-u.ac.jp
Fax: 023-628-5370

解説・看護基準執筆者 / 編集協力一覧

[編集]

冨田 善彦　新潟大学大学院医歯学総合研究科腎泌尿器病態学分野教授

[執筆]（執筆順）

冨田 善彦	新潟大学大学院医歯学総合研究科腎泌尿器病態学分野教授
内藤 整	山形大学医学部腎泌尿器外科学講座助教
加藤 智幸	山形大学医学部腎泌尿器外科学講座講師
村田 壱大	山形大学医学部皮膚科学講座助教
渡邉 哲	山形大学医学部内科学第一講座講師
大門 眞	弘前大学大学院医学研究科内分泌代謝内科学講座教授
渡辺 久剛	山形大学医学部内科学第二講座講師
柴田 陽光	山形大学医学部内科学第一講座講師（病院教授）
今田 恒夫	山形大学医学部内科学第一講座准教授
太田 昭子	山形大学医学部附属病院 CRC
大沢 幸子	山形大学医学部附属病院 CRC
大泉 美喜	山形大学医学部附属病院副看護師長
那須 景子	山形大学医学部附属病院看護部長

[編集協力]

伊藤 紘子	山形大学医学部腎泌尿器外科学講座スタッフ 特定非営利活動法人 日本腎泌尿器疾患研究ネットワーク
塚野 美和	山形大学医学部腎泌尿器外科学講座スタッフ 特定非営利活動法人 日本腎泌尿器疾患研究ネットワーク

主な内容とパッケージツールの使い方

　YURCCパッケージは，医師，看護師，薬剤師など，腎癌分子標的治療にかかわるすべての方の日常診療に役立つツール集です．それぞれのツールには，対象となる職種マークを付けていますので，参考にしてください．

 医師向けページのマーク

 看護師向けページのマーク

 薬剤師向けページのマーク

●分子標的治療におけるAE対策

　泌尿器科従事者にとって特に注意の必要なAE（adverse events：有害事象）に絞り，その対策について各専門医の立場からコメントしています．

　日常ご利用いただくために，**AE対策ポケット版**を巻末付録につけております．切り取ってお使いください．

特長　実際に使用する際にわかりやすいよう，薬は商品名を記載しています．

●分子標的薬投与患者に対する看護

　看護師向けのパートです．

特長　これまでの分子標的治療時の看護実践を通し作成したもので，より専門性の高いチーム医療の発揮と，適切な看護実践を目的にしています．

●お薬の説明

　患者さん向け分子標的薬説明文書です．実際の患者説明の際にパンフレットとして使用してください．〔付録CDから印刷できます．〕

特長　事務職の方にチェックを受け，一般の方に読みやすいように作ってあります．

●各種記入用紙／患者向けツール

　日常診療の際に使用するツールです．〔付録CDから印刷できます．〕
　実際の使用方法を下記「各種記入用紙／患者向けツールの使い方」に示します．

・各種記入用紙／患者向けツールの使い方〔対象職種〕

・分子標的治療に関する同意書〔医師〕

　患者説明の際に，「お薬の説明」を使用し説明した上で，この同意書にサインをしてもらいます．

・投与開始前チェックリスト（既往歴／全身状態）〔医師〕

　分子標的薬開始前にチェックすべき既往歴，全身状態，行うべき検査のリストです．

・投与スケジュール表〔医師，薬剤師〕

検査日の欄に日付を入れると，その日に必要な検査が一目でわかるようになっています。カルテに挟んで使用してください。

・薬歴管理表〔薬剤師〕

分子標的治療以前から内服している薬，分子標的治療中に開始になった薬を表に記入してください。現在内服している薬が一目でわかります。

・副作用管理シート〔薬剤師〕

1サイクル目に作成し，2サイクル目以降の副作用管理の参考とします。

具体的には，1サイクル目に有害事象（AE）が出現した際，各症状（有害事象名）の欄（横軸）に発現時期，グレードおよびその症状，発現期間を記入していきます。このシートを1サイクル目に作成すると，患者さんそれぞれの副作用プロファイルが出来上がります。このプロファイルシートにより投与開始後どの時期に，どのグレードのAEが出現したかが一目でわかり，2サイクル目以降のAE管理の参考資料となります。

もし，1サイクル目の途中で休薬などがあった場合は，2サイクル目もプロファイルシートを作成し，3サイクル目以降の参考としてください。

・分子標的薬を服薬中のスキンケアについて〔医師，看護師，薬剤師〕

スーテント®，ネクサバール®，インライタ®，ヴォトリエント®内服中におこる手足皮膚反応の症状の出方とその対策を患者さん向けに示したものです。患者さんのQOLを大きく左右し，服薬コンプライアンスにも直結する合併症ですが，適切な対策をとることにより，大きく症状を軽減させることができます。患者さんへ渡すパンフレットとして使用してください。

・問診票（分子標的薬の治療を受けられている患者さんへ）〔医師，看護師〕

分子標的治療中の患者さんに対して，外来受診前にチェックしてもらうための問診票です。分子標的薬内服中には必ずチェックしなければならない症状を外来の待ち時間中にチェックしてもらえます。

・バリアンスシート〔医師，看護師，薬剤師〕

本パッケージで気のついた点，実際の対応でうまくいかないようなことがありましたら，どんな小さなことでもかまいませんので，「バリアンスシート」にご記載の上，送ってください。本パッケージは，現場の経験，情報に合わせて，定期的にアップデートする予定です。その際，医師の皆様，看護師の皆様，薬剤師の皆様，患者さんの意見を反映したいと考えています。よろしくお願いいたします。

内藤　整
山形大学医学部腎泌尿器外科学講座助教

目　次

第 2 版序文 　　　　　　　　　　　　　　　　　　　　　　　　冨田 善彦　　iii

第 1 版序文　はじめに ― チーム YURCC・YURCC パッケージについて　冨田 善彦　　iv

チーム YURCC メンバー, 解説・看護基準執筆者/編集協力一覧　　　　　　　　　　v

主な内容とパッケージツールの使い方　　　　　　　　　　　　内藤　整　　vi

分子標的治療における AE 対策　　　　　　　　　　　　　　　　　　　　　1

◆ **分子標的治療における副作用対策 ― 総説**　　　　　　　　　加藤 智幸　　2

チロシンキナーゼ阻害薬（tyrosine kinase inhibitor: TKI）　　　　　　　　2
　1. 手足症候群（HFS）　　　　　　　　　　　　　　　　　　　　　　　　4
　2. 高血圧　　　　　　　　　　　　　　　　　　　　　　　　　　　　　4
　3. 膵酵素上昇　　　　　　　　　　　　　　　　　　　　　　　　　　　4
　4. 血液毒性　　　　　　　　　　　　　　　　　　　　　　　　　　　　4
　5. 甲状腺機能低下　　　　　　　　　　　　　　　　　　　　　　　　　4
　6. 下痢　　　　　　　　　　　　　　　　　　　　　　　　　　　　　　5
　7. 疲労　　　　　　　　　　　　　　　　　　　　　　　　　　　　　　5

mTOR 阻害薬　　　　　　　　　　　　　　　　　　　　　　　　　　　5
　1. 間質性肺疾患　　　　　　　　　　　　　　　　　　　　　　　　　　5
　2. 口内炎　　　　　　　　　　　　　　　　　　　　　　　　　　　　　5
　3. 高血糖・脂質異常症　　　　　　　　　　　　　　　　　　　　　　　5

◆ **分子標的薬による皮膚障害対策**　　　　　　　　　　　　　　　　　　　7

◆ **分子標的治療における皮膚障害対策**〔解説〕　　　　　　　　村田 壱大　　9
　1. 手足症候群の症状　　　　　　　　　　　　　　　　　　　　　　　　9
　2. 手足症候群の予防対策　　　　　　　　　　　　　　　　　　　　　　10
　3. 手足症候群の治療　　　　　　　　　　　　　　　　　　　　　　　　11

◆ **分子標的薬による高血圧対策**　　　　　　　　　　　　　　　　　　　　12

◆ **分子標的薬による心機能障害対策**　　　　　　　　　　　　　　　　　　14

◆ **分子標的治療における高血圧対策・心機能対策**〔解説〕　　　　渡邉　哲　　15

高血圧対策　　　　　　　　　　　　　　　　　　　　　　　　　　　　15
　1. 高血圧の発症とその機序　　　　　　　　　　　　　　　　　　　　　15
　2. 高血圧の発症頻度　　　　　　　　　　　　　　　　　　　　　　　　15
　3. 対策　　　　　　　　　　　　　　　　　　　　　　　　　　　　　16
　　1）目標血圧と家庭血圧測定　　　　　　　　　　　　　　　　　　　16
　　2）降圧薬の使用　　　　　　　　　　　　　　　　　　　　　　　　17

心機能対策　　　　　　　　　　　　　　　　　　　　　　　　　　　　17
　1. 心機能障害の発生と頻度　　　　　　　　　　　　　　　　　　　　　17
　2. 対策　　　　　　　　　　　　　　　　　　　　　　　　　　　　　18

◆ **分子標的薬による甲状腺機能障害対策**　　　　　　　　　　　　　　　　20

◆ **分子標的治療における甲状腺機能障害対策**〔解説〕　　　　　　大門　眞　　22

甲状腺機能低下症　　　　　　　　　　　　　　　　　　　　　　　　　22
　1. 機序　　　　　　　　　　　　　　　　　　　　　　　　　　　　　22
　2. 診療時の留意点　　　　　　　　　　　　　　　　　　　　　　　　22
　3. 治療開始基準　　　　　　　　　　　　　　　　　　　　　　　　　23

4. 治療法	23
甲状腺ホルモンの補充	23
5. その他の注意事項	23
甲状腺機能亢進症	24
1. 機序	24
2. 診療時の留意点	24
3. 治療開始基準	24
4. 治療法	24

◆ **分子標的薬による消化器症状対策・肝機能障害対策** ⋯⋯⋯⋯⋯⋯⋯⋯⋯⋯⋯ 25

◆ **分子標的治療における消化器症状対策・肝機能障害対策**〔解説〕⋯⋯ 渡辺 久剛 28
- 1. 悪心・嘔吐 ⋯⋯⋯⋯⋯⋯⋯⋯⋯⋯⋯⋯⋯⋯⋯⋯⋯⋯⋯⋯⋯⋯⋯⋯⋯⋯⋯⋯⋯ 28
- 2. 上腹部痛 ⋯⋯⋯⋯⋯⋯⋯⋯⋯⋯⋯⋯⋯⋯⋯⋯⋯⋯⋯⋯⋯⋯⋯⋯⋯⋯⋯⋯⋯⋯ 28
- 3. 下痢 ⋯⋯⋯⋯⋯⋯⋯⋯⋯⋯⋯⋯⋯⋯⋯⋯⋯⋯⋯⋯⋯⋯⋯⋯⋯⋯⋯⋯⋯⋯⋯⋯ 28
- 4. 膵酵素上昇 ⋯⋯⋯⋯⋯⋯⋯⋯⋯⋯⋯⋯⋯⋯⋯⋯⋯⋯⋯⋯⋯⋯⋯⋯⋯⋯⋯⋯⋯ 28
- 5. 肝機能障害 ⋯⋯⋯⋯⋯⋯⋯⋯⋯⋯⋯⋯⋯⋯⋯⋯⋯⋯⋯⋯⋯⋯⋯⋯⋯⋯⋯⋯⋯ 29
  - 1) 分子標的薬による肝障害の特徴 ⋯⋯⋯⋯⋯⋯⋯⋯⋯⋯⋯⋯⋯⋯⋯⋯⋯ 29
  - 2) 定期的な肝機能評価の必要性と肝機能障害に対する対応 ⋯⋯⋯⋯ 29
  - 3) 分子標的薬による HBV 再活性化 ⋯⋯⋯⋯⋯⋯⋯⋯⋯⋯⋯⋯⋯⋯⋯⋯ 29

◆ **分子標的薬による腎機能障害対策** ⋯⋯⋯⋯⋯⋯⋯⋯⋯⋯⋯⋯⋯⋯⋯⋯⋯⋯⋯⋯⋯ 31

◆ **分子標的治療における腎機能障害対策**〔解説〕⋯⋯⋯⋯⋯⋯⋯⋯⋯⋯ 今田 恒夫 32
- 腎機能障害の発生機序 ⋯⋯⋯⋯⋯⋯⋯⋯⋯⋯⋯⋯⋯⋯⋯⋯⋯⋯⋯⋯⋯⋯⋯⋯ 32
  - 1. 薬剤による腎臓への直接傷害 ⋯⋯⋯⋯⋯⋯⋯⋯⋯⋯⋯⋯⋯⋯⋯⋯⋯⋯⋯ 32
  - 2. 尿細管閉塞による腎機能障害 ⋯⋯⋯⋯⋯⋯⋯⋯⋯⋯⋯⋯⋯⋯⋯⋯⋯⋯⋯ 32
  - 3. 腫瘍崩壊による腎機能障害 ⋯⋯⋯⋯⋯⋯⋯⋯⋯⋯⋯⋯⋯⋯⋯⋯⋯⋯⋯⋯ 32
- 腎機能障害の評価法 ⋯⋯⋯⋯⋯⋯⋯⋯⋯⋯⋯⋯⋯⋯⋯⋯⋯⋯⋯⋯⋯⋯⋯⋯⋯⋯ 32
  - 1. 腎臓全体の働きの評価 ⋯⋯⋯⋯⋯⋯⋯⋯⋯⋯⋯⋯⋯⋯⋯⋯⋯⋯⋯⋯⋯⋯ 32
  - 2. 腎臓各部位の障害の評価 ⋯⋯⋯⋯⋯⋯⋯⋯⋯⋯⋯⋯⋯⋯⋯⋯⋯⋯⋯⋯⋯ 33
- 対策 ⋯⋯⋯⋯⋯⋯⋯⋯⋯⋯⋯⋯⋯⋯⋯⋯⋯⋯⋯⋯⋯⋯⋯⋯⋯⋯⋯⋯⋯⋯⋯⋯⋯ 34
  - 1. 腎機能障害の予防 ⋯⋯⋯⋯⋯⋯⋯⋯⋯⋯⋯⋯⋯⋯⋯⋯⋯⋯⋯⋯⋯⋯⋯⋯ 34
    - 1) 薬剤投与量の調節 ⋯⋯⋯⋯⋯⋯⋯⋯⋯⋯⋯⋯⋯⋯⋯⋯⋯⋯⋯⋯⋯⋯ 34
    - 2) 補液と利尿 ⋯⋯⋯⋯⋯⋯⋯⋯⋯⋯⋯⋯⋯⋯⋯⋯⋯⋯⋯⋯⋯⋯⋯⋯⋯ 34
  - 2. 腎機能障害の早期発見 ⋯⋯⋯⋯⋯⋯⋯⋯⋯⋯⋯⋯⋯⋯⋯⋯⋯⋯⋯⋯⋯⋯ 34
  - 3. 腎機能障害発生時の対処 ⋯⋯⋯⋯⋯⋯⋯⋯⋯⋯⋯⋯⋯⋯⋯⋯⋯⋯⋯⋯⋯ 34
    - 1) タンパク尿 ⋯⋯⋯⋯⋯⋯⋯⋯⋯⋯⋯⋯⋯⋯⋯⋯⋯⋯⋯⋯⋯⋯⋯⋯⋯ 34
    - 2) 血清 Cr 値上昇 ⋯⋯⋯⋯⋯⋯⋯⋯⋯⋯⋯⋯⋯⋯⋯⋯⋯⋯⋯⋯⋯⋯⋯ 34

◆ **分子標的薬による間質性肺炎対策** ⋯⋯⋯⋯⋯⋯⋯⋯⋯⋯⋯⋯⋯⋯⋯⋯⋯⋯⋯⋯⋯ 36

◆ **分子標的治療における肺障害対策**〔解説〕⋯⋯⋯⋯⋯⋯⋯⋯⋯⋯⋯⋯ 柴田 陽光 37
- 1. エベロリムスでの肺障害 ⋯⋯⋯⋯⋯⋯⋯⋯⋯⋯⋯⋯⋯⋯⋯⋯⋯⋯⋯⋯⋯⋯ 37
- 2. 投与開始前の評価 ⋯⋯⋯⋯⋯⋯⋯⋯⋯⋯⋯⋯⋯⋯⋯⋯⋯⋯⋯⋯⋯⋯⋯⋯⋯ 39
- 3. エベロリムス投与患者の薬剤性肺障害のフォローアップ ⋯⋯⋯⋯⋯⋯ 39
- 4. 当院でのエベロリムスによる肺障害の症例 ⋯⋯⋯⋯⋯⋯⋯⋯⋯⋯⋯⋯⋯ 41

分子標的薬投与患者に対する看護 43

◆ **手足症候群のフットケア・ハンドケア** ⋯⋯⋯⋯⋯⋯⋯⋯ 太田 昭子・大沢 幸子 44
- 1. 手足症候群（hand-foot syndrome: HFS）とは ⋯⋯⋯⋯⋯⋯⋯⋯⋯⋯⋯ 44
- 2. 症状の程度とは ⋯⋯⋯⋯⋯⋯⋯⋯⋯⋯⋯⋯⋯⋯⋯⋯⋯⋯⋯⋯⋯⋯⋯⋯⋯⋯ 44

3. 実際の看護ケアとは	45
内服前の観察ポイント	45
内服時の観察ポイント	45
専門医紹介のポイント	46
4. 実際の症例紹介	46
症例 1　スーテント®内服開始前のアセスメントで胼胝を発見した症例	46
症例 2　スーテント®内服 1 週間後に足底に水疱を形成し休薬となった症例	46
症例 3　ネクサバール®内服 2 サイクル。圧迫と密封が原因で悪化した症例	47
5. HFS の看護ケアの重要性とは	47

◆ 分子標的薬を服薬中のスキンケアについて　49

◆ 口内炎のマネージメント　大泉 美喜　50

1. 口腔ケアの重要性の理解と患者指導	50
2. 口腔内の観察とアセスメント	50
3. グレードによる評価と口腔ケア方法の提示	51
4. 事例	53
5. 口腔ケアに必要なこと	54

◆ 分子標的治療時の看護基準　太田 昭子・大沢 幸子　56

1. 転移性腎細胞癌治療で使用されている分子標的薬	56
1）チロシンキナーゼ阻害薬（TKI）	56
2）mTOR 阻害薬	56
3）転移性腎細胞癌治療のアルゴリズム（参考：ESMO ガイドライン 2012，2014）	56
4）新しい薬剤の特徴	56
2. 分子標的薬の種類と主な副作用	57
1）チロシンキナーゼ阻害薬：ネクサバール®（ソラフェニブ），スーテント®（スニチニブ），インライタ®（アキシチニブ），ヴォトリエント®（パゾパニブ）	57
2）mTOR 阻害薬：アフィニトール®（エベロリムス），トーリセル®（テムシロリムス）	58
3. 投与方法	60
4. 看護の要点	60
5. 看護目標	60
6. 主な副作用と対策	60
チロシンキナーゼ阻害薬（TKI）で特徴的な副作用	60
1）高血圧	60
2）手足症候群（HFS）	61
3）心機能障害	61
4）骨髄抑制	61
5）甲状腺機能障害	62
6）肝膵障害	62
7）消化管障害	62
8）腎機能障害	63
9）脱毛，色素沈着	63
mTOR 阻害薬で主にみられる副作用	63
1）間質性肺炎	63
2）口内炎	64
3）高血糖・脂質異常症	64
7. 経済的支援	64

目次

◆ 分子標的治療時の標準看護計画 65
分子標的治療における一連の流れ 65
1. 分子標的薬の内服により副作用症状が出現する可能性がある 65
OP 65
TP 66
EP 66
2. 退院後の内服継続に不安がある 67
OP 67
TP 67
EP 67
参考資料　おくすりダイアリー 68

◆ 組織横断的に行う分子標的薬投与患者の看護　　　　　　　那須 景子 69

お薬の説明 71

◆ スーテント®を服用される患者様へ 73
あなたの病気について 74
服用する前に確認すること 74
スーテントについて 75
スーテントの服用方法 76
服用中に気をつけること 76
副作用について 77
その他の重大な副作用とその症状 79
スーテント内服を希望されない場合および内服開始後に同意を取り消される場合について 80
スーテントを服用中に守っていただきたいこと 80

◆ ネクサバール®を服用される患者様へ 81
あなたの病気について 82
服用する前に確認すること 82
ネクサバールについて 83
ネクサバールの服用方法 84
服用中に気をつけること 84
副作用について 85
その他の重大な副作用とその症状 87
ネクサバール内服を希望されない場合および内服開始後に同意を取り消される場合について 87
ネクサバールを服用中に守っていただきたいこと 88

◆ アフィニトール®を服用される患者様へ 89
あなたの病気について 90
服用する前に確認すること 90
アフィニトールについて 91
アフィニトールの服用方法 92
服用中に気をつけること 92
副作用について 93
その他の重大な副作用とその症状 94
アフィニトール内服を希望されない場合および内服開始後に同意を取り消される場合について 95
アフィニトールを服用中に守っていただきたいこと 95

◆ トーリセル®による治療を受けられる患者様へ　97

あなたの病気について 98
治療を始める前に確認すること 98
トーリセルについて 99
トーリセルの治療スケジュール 100
治療中に気をつけること 100
副作用について 101
その他の重大な副作用とその症状 102
トーリセルによる治療を希望されない場合および治療開始後に同意を取り消される場合について ... 103
トーリセル治療中に守っていただきたいこと 103

◆ インライタ®を服用される患者様へ　105

あなたの病気について 106
服用を始める前に確認すること 106
インライタについて 107
インライタの治療スケジュール 108
服用中に気をつけること 108
副作用について 109
その他の重大な副作用とその症状 111
インライタ内服を希望されない場合および内服開始後に同意を取り消される場合について ... 112
インライタを服用中に守っていただきたいこと 112

◆ ヴォトリエント®を服用される患者様へ　113

あなたの病気について 114
服用を始める前に確認すること 114
ヴォトリエントについて 115
ヴォトリエントの治療スケジュール 116
服用中に気をつけること 116
副作用について 117
その他の重大な副作用とその症状 119
ヴォトリエント内服を希望されない場合および内服開始後に同意を取り消される場合について ... 119
ヴォトリエントを服用中に守っていただきたいこと 120

◆ 分子標的治療に関する同意書　121

各種記入用紙/患者向けツール　123

◆ 分子標的治療に関する同意書　124

◆ 投与開始前チェックリスト（既往歴/全身状態）　125

◆ 投与スケジュール表　126

スーテント®例 126
ネクサバール®例 128
アフィニトール®例 129
トーリセル®例 130
インライタ®例 131
ヴォトリエント®例 132

◆ 薬歴管理表　133

スーテント®例 133
ネクサバール®例 134
アフィニトール®例 134
トーリセル®例 135
インライタ®例 135
ヴォトリエント®例 136

◆副作用管理シート 137
スーテント®例 137
ネクサバール®例 137
アフィニトール®例 138
トーリセル®例 138
インライタ®例 139
ヴォトリエント®例 139

◆分子標的薬を服薬中のスキンケアについて 140
◆問診票（分子標的薬の治療を受けられている患者さんへ）............... 141
◆ YURCC パッケージ　バリアンスシート 142

索引 143

付録

CD 収載記入用紙/患者向けツール
- お薬の説明 ― スーテント®を服用される患者様へ
- お薬の説明 ― ネクサバール®を服用される患者様へ
- お薬の説明 ― アフィニトール®を服用される患者様へ
- お薬の説明 ― トーリセル® による治療を受けられる患者様へ
- お薬の説明 ― インライタ®を服用される患者様へ
- お薬の説明 ― ヴォトリエント®を服用される患者様へ
- 分子標的治療に関する同意書
- 投与開始前チェックリスト（既往歴／全身状態）
- 投与スケジュール表　スーテント/ネクサバール/アフィニトール/トーリセル/インライタ/ヴォトリエント
- 薬歴管理表　スーテント/ネクサバール/アフィニトール/トーリセル/インライタ/ヴォトリエント
- 副作用管理シート　スーテント/ネクサバール/アフィニトール/トーリセル/インライタ/ヴォトリエント
- 分子標的薬を服薬中のスキンケアについて
- 問診票（分子標的薬の治療を受けられている患者さんへ）
- YURCC パッケージ　バリアンスシート

分子標的治療における AE 対策ポケット版

分子標的治療における AE 対策

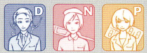

- 分子標的治療における副作用対策 ― 総説 …… p. 2
- 分子標的薬による皮膚障害対策 …… p. 7
- 分子標的治療における皮膚障害対策〔解説〕…… p. 9
- 分子標的薬による高血圧対策 …… p. 12
- 分子標的薬による心機能障害対策 …… p. 14
- 分子標的治療における高血圧対策・心機能対策〔解説〕…… p. 15
- 分子標的薬による甲状腺機能障害対策 …… p. 20
- 分子標的治療における甲状腺機能障害対策〔解説〕…… p. 22
- 分子標的薬による消化器症状対策・肝機能障害対策 …… p. 25
- 分子標的治療における消化器症状対策・肝機能障害対策〔解説〕…… p. 28
- 分子標的薬による腎機能障害対策 …… p. 31
- 分子標的治療における腎機能障害対策〔解説〕…… p. 32
- 分子標的薬による間質性肺炎対策 …… p. 36
- 分子標的治療における肺障害対策〔解説〕…… p. 37

分子標的治療における副作用対策 — 総説

加藤 智幸
山形大学医学部腎泌尿器外科学講座講師

はじめに

優れた臨床効果をもつ分子標的薬の登場により、進行性腎細胞癌に対する治療はパラダイムシフトと呼ばれるほど、劇的な変化を遂げつつある。

わが国においては、2008年4月に進行性腎細胞癌に対してソラフェニブが保険収載されてから、現在ではスニチニブ、エベロリムス、テムシロリムス、アキシチニブ、パゾパニブを加えた6剤が使用可能となっており、抗腫瘍効果や生存期間の延長が認められている。その一方で、分子標的薬の使用により、従来用いられてきた抗癌剤には認められなかった有害事象（adverse events: AE）を経験する機会も増えることとなった（表）。また、国内外の臨床試験の結果より、日本人におけるAEは欧米人とは異なった頻度、グレードで出現することも明らかとなってきた[1]。さらに、薬剤ごとに発現するAEの頻度、グレードも異なり、患者の併存症も加味しながらの治療が必要となる。

分子標的薬の予定している標準投与量に対する実際の投与量の治療強度を評価する指標として、相対用量強度（relative dose intensity: RDI）がある。分子標的治療を行う上でAEをいかにコントロールして有効用量を投与するか、すなわちいかに高いRDIを保つかということが非常に重要である。そのためには分子標的薬によるAEを十分に理解し、適切な対策を講じて、AEによる分子標的薬の減量や休薬期間を最小限にとどめて有効用量をより長期間にわたって投与することが重要である。すなわち、AE対策が進行性腎細胞癌に対する分子標的治療の成否を左右するといっても過言ではない。

また、近年では、分子標的薬のAEは作用メカニズムを通して発生すると考えられる"on-target"AEと、作用メカニズムと関連なく起こる"off-target"AEに分類されるようになった。On-targetAEは有効性と関連していると考えられ、可能な限りコントロールして、分子標的薬を継続すべきであると考えられている。一方、off-targetのAEは有効性との関連性は乏しく、コントロール困難な場合は他の分子標的薬への変更を検討すべきと考えられている。

例として、スニチニブのon-target AEとして手足症候群、高血圧、甲状腺機能低下、好中球・血小板減少があり、これらの発現は良好な奏効率や無増悪生存率（PFS）につながり、積極的な対策が予後の改善につながると期待されている。一方、疲労・無力症、下痢、食欲低下などはoff-target AEであり、一般的に積極的な対策を講じるのが難しく、予後の改善はあまり期待できないとされる。

最近では、off-targetのAEを予防するための工夫の一つとして投与スケジュールの変更が検討されている。4週投与2週休薬の通常レジメンから2週投与1週休薬のスケジュールに変更した場合、RDIは変わらないが、治療期間の延長につながり、さらにAEの軽減やPFSの延長につながることが報告されている[2]。

ここでは進行性腎細胞癌に対して用いられる分子標的薬の主なAEについて総論的に解説する。

チロシンキナーゼ阻害薬（tyrosine kinase inhibitor: TKI）

現在、本邦において腎細胞癌に対して使用可能なTKIはソラフェニブ（ネクサバール®）、スニチニブ（スーテント®）、アキシチニブ（インライタ®）、パゾパニブ（ヴォトリエント®）の4剤である。

それぞれの薬剤において特に注意すべきAEとして、

ソラフェニブ：高血圧、手足症候群（hand-foot syndrome: HFS）、下痢
スニチニブ ：高血圧、HFS、甲状腺機能亢進症、血液毒性、下痢、倦怠感、心機能低下

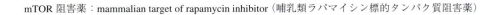
mTOR阻害薬：mammalian target of rapamycin inhibitor（哺乳類ラパマイシン標的タンパク質阻害薬）

分子標的治療における副作用対策 — 総説

表 国内臨床試験における進行性腎細胞癌に対する分子標的薬の主な副作用

	副作用	ソラフェニブ (n=131) 全Grade (%)	ソラフェニブ Grade 3以上 (%)	スニチニブ (n=51) 全Grade (%)	スニチニブ Grade 3以上 (%)	アキシチニブ (n=64) 全Grade (%)	アキシチニブ Grade 3以上 (%)	パゾパニブ (n=29) 全Grade (%)	パゾパニブ Grade 3以上 (%)	エベロリムス (n=15) 全Grade (%)	エベロリムス Grade 3以上 (%)	テムシロリムス* (n=82) 全Grade (%)	テムシロリムス* Grade 3以上 (%)
血液	貧血	3.1	1.5	54.9	7.8	3.1	1.6	6.9	0.0	20.0	0.0	29.3	4.9
	白血球減少	1.5	0.8	84.3	15.7	3.1	0.0	13.8	0.0	—	—	23.1	0.0
	リンパ球減少	5.3	3.8	68.6	33.3	—	—	6.9	0.0	—	—	7.3	0.0
	血小板減少	2.3	0.8	92.2	54.9	10.9	1.6	13.8	0.0	20.0	0.0	34.1	0.0
心臓	高血圧	27.5	12.2	51.0	11.8	84.4	70.4	48.3	31.0	—	—	9.8	0.0
	心筋虚血	1.5	1.5	—	—	—	—	0.0	0.0	—	—	—	—
全身症状	疲労	16.0	0.8	58.8	19.6	48.4	4.7	55.1	3.4	20.0	0.0	29.3	0.0
	発熱	5.3	0.0	51.0	2.0	4.7	0.0	10.3	0.0	20.0	0.0	25.6	0.0
	体重減少	9.9	0.8	9.8	—	29.7	3.1	17.2	0.0	6.7	0.0	25.6	0.0
皮膚症状	手足皮膚反応	55.0	9.2	52.9	15.7	75.0	21.9	48.3	0.0	—	—	7.3	0.0
	皮疹/落屑	37.4	3.8	52.9	0.0	20.3	0.0	17.2	0.0	66.7	0.0	58.5	0.0
	皮膚変色	0.8	0.0	80.4	—	3.1	0.0	—	—	—	—	3.7	0.0
消化管	食欲不振	13.7	3.1	62.7	5.9	35.9	4.7	34.5	3.4	20.0	0.0	36.6	0.0
	下痢	33.6	0.8	43.1	9.8	64.1	4.7	55.1	10.3	26.7	0.0	22.0	0.0
	悪心	4.6	1.5	45.1	3.9	25.0	0.0	24.1	0.0	13.3	0.0	17.1	0.0
	嘔吐	3.8	0.8	23.5	2.0	15.6	0.0	17.2	0.0	6.7	0.0	11.0	0.0
呼吸器	間質性肺炎	—	—	2.0	2.0	—	—	—	—	13.3	0.0	17.1	3.7
	呼吸困難	4.6	0.8	11.8	2.0	1.6	0.0	—	—	6.7	0.0	7.3	0.0
代謝/臨床検査	アミラーゼ	38.2	5.3	47.1	11.8	1.6	1.6	44.8	10.3	—	—	—	—
	リパーゼ	55.7	24.4	62.7	39.2	—	—	44.8	17.2	—	—	—	—
	AST	9.9	1.5			23.4	1.6	48.3	24.1	6.7	0.0	28.0	0.0
	ALT	9.9	2.3	70.6	7.8	23.4	3.1	48.3	20.7	6.7	0.0	32.9	0.0
	γ-GTP	5.3	0.0	—	—	—	—	31.0	6.9	6.7	0.0	9.8	0.0
	ALP	8.4	1.5	33.3	2.0	17.2	0.0	27.6	6.9	—	—	2.4	0.0
	LDH	—	—	70.6	2.0	12.5	0.0	34.5	0.0	6.7	0.0	18.3	0.0
	高コレステロール血症	0.8	0.8	—	—	—	—	10.3	0.0	20.0	0.0	42.7	3.7
	高血糖	0.8	0.8	3.9	—	1.6	0.0	6.9	0.0	26.7	6.7	31.7	4.9
	高脂血症	1.5	0.8	2.0	—	6.3	0.0	3.4	0.0	26.7	6.7	4.9	0.0
内分泌障害	甲状腺機能低下	—	—	16.0	0.0	48.4	0.0	17.2	0.0	—	—	—	—
その他	タンパク尿	7.6	1.5	15.7	2.0	54.7	7.8	41.4	10.3	—	—	1.2	0.0
	発声障害	12.2	0.0	7.8	—	53.1	0.0	6.9	0.0	—	—	—	—
	口内炎	5.3	0.0	51.0	3.9	23.4	0.0	24.1	0.0	60.0	0.0	57.3	4.9
	味覚異常	0.8	—	51.0	0.0	18.8	0.0	37.9	0.0	—	—	11.0	0.0

*テムシロリムス：国際共同（アジア）第 II 相臨床試験（2217-AP 試験）（日本人 20 例を含むアジア人データ）

AST：アスパラギン酸アミノトランスフェラーゼ　　ALT：アラニンアミノトランスフェラーゼ
γ-GTP：ガンマグルタミルトランスペプチダーゼ　　ALP：アルカリホスファターゼ　　LDH：乳酸脱水素酵素

アキシチニブ：高血圧，タンパク尿
パゾパニブ　：肝機能障害
などがあげられる。

1. 手足症候群（HFS）

TKIによる皮膚症状の中で最も頻度が高く，グレードも高いものが多い。手掌や足裏など圧力がかかる部位に発症し，発症機序は不明であるが非アレルギー性の反応と考えられている[3]。

国内第II相臨床試験ではソラフェニブ55%，スニチニブ65.4%と高率に発現がみられた。約半数が投与後3週間以内に発症しており，比較的早期の副作用である。生命を脅かすことはないが，患者にとっては不快なAEであり，QOL低下につながる可能性が高い。感覚障害，疼痛が皮膚症状に先行することが多く，その後，水疱や角化がみられるようになる。

休薬や減量により，比較的速やかに消退する。多くの場合，患者自身の自己管理により対処可能であり，内服開始時に十分に指導を行い予防することが重要である。治療開始後は加重，圧迫，擦過などの物理的刺激や温度刺激を避け，保湿を行うことがHFSの発症を予防する上で重要である。

2. 高血圧

ソラフェニブとスニチニブの国内第II相臨床試験における高血圧の発生頻度はそれぞれ27.5%，51%，Grade 3以上ではそれぞれ12.2%，11.8%と欧米よりも高率に発現がみられた。発症機序は血管内皮増殖因子（vascular endothelial growth factor: VEGF）活性低下による血管内皮細胞からのNO産生の減少によるものと考えられている[4]。

TKI投与による高血圧の出現率は奏効率，PFS，全生存率と相関しているという報告もあり[5]，いわゆるon-target AEと考えられる。しかし，高血圧は冠動脈疾患や脳血管障害，心不全，腎機能障害などのリスクファクターであり，特に分子標的治療を受けている血圧のコントロールが不良な症例で脳出血の発症率が高いこと[6,7]，後白質脳症との関連が報告されているため[8,9]，適切な降圧薬を用いて厳密なコントロールを行いながら治療を継続することが求められる。

3. 膵酵素上昇

アミラーゼ，リパーゼの上昇をみることが多いが，ほとんどは一過性のものであり，腹痛などの症状がなければ治療や休薬・減量を必要とすることはない。

4. 血液毒性

TKIでは国外よりも国内臨床試験における発症頻度が高く，Grade 3以上の頻度も高いために，休薬・減量を余儀なくされることが少なくない。国内第II相臨床試験の結果ではスニチニブ投与患者の96.9%に何らかの血液毒性が認められ，特に血小板減少と白血球減少が全Gradeでそれぞれ91.4%，85.2%，Grade 3以上でそれぞれ43.2%，16.0%と非常に高率に認められた。

第1サイクルにおける発症時期の検討では，白血球減少は2週目から3週目，血小板減少は2週目後半から3週目にかけて発症のピークが認められるため，その時期を逃さず頻回に採血することが重要である。まれに休薬後も血液毒性が遷延することがあるが，ほとんどの場合はG-CSF投与や血小板輸血など従来の抗癌剤によるものと同様の対策で対処可能である。

5. 甲状腺機能低下

TKIを比較的長期間投与した場合に，甲状腺の萎縮とともにその機能が低下し，易疲労感，食欲不振，嗄声などの症状が出現する。特に疲労の原因には甲状腺機能低下以外にも原疾患による場合や分子標的薬のAEとして現れる場合があり鑑別が難しいために，積極的な問診が必要である。

甲状腺機能低下が起こった場合にはTSH上昇，FT4下降，FT3下降の順にデータが変化するため，治療開始前と治療中の1カ月ごとの変化をモニタリングすることが重要である。治療の要否は臨床症状とTSH値で判断する。通常，TSH≧10 μU/ml となったら治療が必要とされるが，それ以下の場合でも，易疲労感，食欲不振などの症状が認められる場合にはレボチロキシン（チラーヂンS®）投与が必要な場合がある。また，FT4が低値となった場合はレボチロキシン投与による甲状腺ホルモンの補充が必須である。

NO：一酸化窒素　　　　　G-CSF：顆粒球コロニー刺激因子　　　　TSH：thyroid stimulating hormone（甲状腺刺激ホルモン）
FT3：free tri-iodothyronine〔甲状腺ホルモンの一つ〕　　　FT4：free thyroxine〔甲状腺ホルモンの一つ〕

6. 下痢

TKIにおいて頻度が高いAEであり，ソラフェニブの国内第II相臨床試験では34.4%に発現が認められた。重症の場合は脱水や体重減少につながる可能性が高いため，安静，腹部保温，食事療法を指示した上で整腸剤，止瀉薬を積極的に投与し対処する。腹痛を訴えた場合には消化管出血や穿孔の可能性もあり，腹部画像検査などを行う必要がある。

7. 疲労

分子標的薬投与の際にみられる代表的なoff-target AEの一つである。分子標的薬の直接的な影響の他に，甲状腺機能低下や貧血，食欲不振，原疾患の進行，精神的不安など，原因が多岐にわたるため，アセスメントが重要である。疲労の原因およびグレードを十分に把握して，原因ごとの対処が重要となる。

mTOR阻害薬

2015年7月現在，本邦において進行性腎細胞癌に保険適用となっているmTOR阻害薬は，エベロリムス（アフィニトール®）とテムシロリムス（トーリセル®）である。エベロリムスは主としてTKI抵抗性となった進行性腎細胞癌に対して，テムシロリムスは主としてMemorial Sloan Kettering Cancer Center（MSKCC）リスク分類の予後不良群に投与されることが多い。mTOR阻害薬において頻度の高いAEとしては高血糖，口内炎，リンパ球減少，発疹，感染症などがあり，特に留意すべきAEとしては間質性肺疾患があげられる。

1. 間質性肺疾患

肺臓炎，間質性肺炎，肺浸潤などの事象名で報告される非感染性の肺障害を総称して間質性肺疾患と呼ぶが，mTOR阻害薬投与で比較的高率に認められる。エベロリムスの第III相国際臨床試験では，海外において未回復のまま死亡に至った例も報告されており，当初は非常に重篤なAEであることが懸念された[10]。しかし，その後の本邦における市販後特定使用成績調査からは他の薬剤によるものと比較して忍容性が高いことが示唆された[11]。発症時期としては投与開始後2週間から3カ月目までに多くみられる[11]。

mTOR阻害薬は免疫抑制作用をもつために，肺疾患が発症した場合にはサイトメガロウイルス感染や真菌感染などの日和見感染との鑑別が必要になる。したがって，投与前の呼吸器および感染症関連のスクリーニングを十分に行うとともに，投薬中の画像診断によるフォローアップを厳重に行い，間質性肺疾患の出現を見逃さないことが重要である。

さらに，発症の早期発見と適切な休薬や処置が重要なAE対策の一つといえる。mTOR阻害薬の投与中に臨床症状や画像所見から間質性肺疾患の発症が疑われた場合にはただちに休薬するとともに速やかな呼吸器専門医への相談が必須である。

2. 口内炎

mTOR阻害薬に頻度の高いAEとして有名だが，スニチニブなどのTKIでも高頻度に発現する。発症すると経口摂取量の低下や全身的な体力低下などにつながる。

患者自身による口腔トラブル回避のためのセルフケアが重要である。分子標的薬投与前に柔らかい歯ブラシでの丁寧なブラッシングや口腔内清潔保持，フロスや口腔保湿剤の使用など，口腔ケアを指導する。また，アズレンスルホン酸ナトリウム含嗽薬を使用し，清潔，保湿に努める。発症した場合は口腔用ステロイド軟膏を塗布し，刺激物の摂取を避けるように指導する。

3. 高血糖・脂質異常症

mTOR阻害薬投与中に比較的高頻度に発現が認められる。mTOR活性阻害により生じると考えられているが，自覚症状に乏しいのが特徴である。mTOR阻害薬投与前のスクリーニングにおいて糖尿病や脂質異常症がある場合には，食事指導や生活指導，薬物療法で十分にコントロールを行っておく。投与後は空腹時血糖，血中コレステロール値，トリグリセリド値などの定期モニタリングを行い，発症，増悪を認めた場合には必要に応じて薬剤投与，調整を行いコントロールに努める。

まとめ

日本の臨床試験や市販後調査におけるAEに関

する報告は欧米の臨床試験のものとはその頻度，グレードが異なっており注意が必要である[1]。また，TKI，mTOR阻害薬いずれの薬剤も血管新生阻害薬であるため，さまざまな臓器で血管障害による出血や梗塞などの重篤な合併症が起こりうることを常に念頭に置きながら治療にあたるべきである。

重要なのは重大な副作用につながる初期の徴候を見落とさないことである。そのためには投与前のスクリーニングを十分に行っておくこと，診察の間隔をあけすぎないこと，十分な問診を行い患者の訴えに耳を傾けること，定期的な採血・尿検査などを実施することが必要である。そしてAEの徴候が認められた場合には，速やかに対処するとともに，他科専門医へコンサルトする時期を逃してはならない。

分子標的治療においては，担当医，他科専門医，看護師，薬剤師などの連携が不可欠であり，チーム体制を構築して診療にあたることが望ましい。チーム内で各種分子標的薬剤に対する知識と各症例の経過・AEの経験の共有を図ることで，より効果的な分子標的治療が行えるようになる。グレードの高いAEが認められた場合には休薬や減量で対処することになるが，各々のAEに対して予防対策を講じておくことや可及的早期に対処することが休薬や減量の回避につながり，分子標的薬の効果を最大限に発揮させるための秘訣であると考えられる。

文献

1) Akaza H et al. Phase II study to investigate the efficacy, safety, and pharmacokinetics of sorafenib in Japanese patients with advanced renal cell carcinoma. *Jpn J Clin Oncol* 2007; 37: 755–762
2) Lee JL et al. Randomized phase II trial of sunitinib four-week on and two-week off versus two-week on and one-week off in metastatic clear cell type renal cell carcinoma: RESTORE trial. *J Clin Oncol* 2015; 33(suppl 7), abstr 427
3) Lacouture ME et al. Hand foot skin reaction in cancer patients treated with the multikinase inhibitors sorafenib and sunitinib. *Ann Oncol* 2008; 19: 1955–1961
4) Horowitz JR et al. Vascular endothelial growth factor/vascular permeability factor produces nitric oxide-dependent hypotension. Evidence for a maintenance role in quiescent adult endothelium. *Arterioscler Thromb Vasc Biol* 1997; 17: 2793–2800
5) Levy BI. Blood pressure as a potential biomarker of the efficacy angiogenesis inhibitor. *Ann Oncol* 2009; 20: 200–203
6) Pouessel D, Culine P. High frequency of intracerebral hemorrhage in metastatic renal carcinoma patients with brain metastases treated with tyrosine kinase inhibitors targeting the vascular endothelial growth factor receptor. *Eur Urol* 2008; 53: 376–381
7) Porta C et al. Re: Damien Pouessel, Stéphane Culine. High frequency of intracerebral hemorrhage in metastatic renal carcinoma patients with brain metastases treated with tyrosine kinase inhibitors targeting the vascular endothelial growth factor receptor. *Eur Urol* 2008; 53: 376–381. *Eur Urol* 2008; 53: 1092–1093
8) Martín G et al. Reversible posterior leukoencephalopathy syndrome induced by sunitinib. *J Clin Oncol* 2007; 25: 3559
9) Govindarajan R et al. Reversible posterior leukoencephalopathy syndrome induced by RAF kinase inhibitor BAY 43-9006. *J Clin Oncol* 2006; 24: e48
10) White DA et al. Noninfectious pneumonitis after everolimus therapy for advanced renal cell carcinoma. *Am J Respir Crit Care Med* 2010; 182: 396–403
11) ノバルティスファーマ株式会社．アフィニトール錠 根治切除不能又は転移性の腎細胞癌 特定使用成績調査の中間報告（2012年3月31日までの集積症例より）．2014

分子標的薬による皮膚障害対策

TKI の皮膚症状としては薬疹と手足症候群（HFS）がある。

1. 薬疹

一般薬の薬疹と同様の対応になる。
ソラフェニブの場合，投与当初にみられる軽度の紅斑は自然に消退することも多い。

2. 手足症候群（hand-foot syndrome: HFS）

① HFS に関しては患者自身の自己管理で多くの場合対処可能であり，「分子標的薬を服薬中のスキンケアについて」〔p.49 参照〕のごとく自己管理を指導する。
② 国内第 II 相臨床試験ではソラフェニブ 55%（72/131），スニチニブ 65.4%（53/81）に発現。
③ 半数が投与開始後 3 週間以内に発症しており，早期に出現することが多い。
④ 感覚障害，疼痛が皮膚症状に先行することが多い。
⑤ 休薬により消退する。
⑥ 発症機序については不明。

予防対策

① 加重，圧迫，擦過などの物理的刺激や温度刺激を避け，保湿を行う。
② スキンケア　分子標的薬内服前から開始する。〔p.49 参照〕
③ 保湿　　　　分子標的薬内服開始と同時に保湿クリームを使用する。
　　　　　　　冬場など，乾燥しやすい時期，高齢者，乾燥肌の方は保湿剤を頻回に使用する。
④ 履物　　　　しめつけない，柔らかい素材のものを選ぶ。
　　　　　　　発赤や痛みのある場合は，足底に衝撃吸収素材やスポンジ素材の使用。
⑤ 運動　　　　物理的刺激を避けるため，足に負担のかかるジョギングなどは禁止。

治療の原則

	症状	対処法
初期	痛み，違和感	予防対策
軽度	疼痛を伴うか，もしくは伴わない最小限の皮膚変化または炎症（紅斑など）	予防対策 保湿クリーム
中等度	日常生活が制限される皮膚変化（角化，水疱，浮腫，出血など）または疼痛	保湿クリーム 疼痛強いときは消炎鎮痛剤 局所ステロイド
重度	日常生活が制限される疼痛 and/or 潰瘍性皮膚炎もしくは皮膚変化	局所ステロイド 減量・休薬

TKI：チロシンキナーゼ阻害薬

使用薬剤

1. 保湿剤

尿素軟膏
パスタロンソフト®，アセチロール®
サリチル酸ワセリン®
ヒルドイド®
ニュートロジーナ®

2. ステロイド外用剤

Very strong

アンテベート®，マイザー®，メサデルム®，フルメタ®など　1日2回塗布

● ステロイドで改善のない場合や悪化を認める場合は角化を伴う足白癬に注意。

専門医紹介のポイント

中等度以上の皮膚変化がある場合，保湿クリームや消炎鎮痛剤などで対処できない疼痛，感覚異常を認めた場合，また，角質除去や胼胝処置等の処置を必要とする場合などは皮膚科専門医にコンサルト。

PI3K：phosphatidylinositol-3 kinase（PI3 キナーゼ）
AKT：プロテインキナーゼ B の別称。ウイルス性癌遺伝子（v-*akt*）の癌原遺伝子としても同定されている

分子標的治療における皮膚障害対策

村田 壱大
山形大学医学部皮膚科学講座助教

はじめに

腎細胞癌の分子標的薬は，主に血小板由来増殖因子受容体（PDGFR），血管内皮増殖因子受容体（VEGFR）などの複数のキナーゼ活性を阻害するチロシンキナーゼインヒビター（TKI）である。PI3K-AKT-mTOR 経路，または Ras-Raf-MAPK 経路を阻害することにより血管新生阻害作用，腫瘍細胞増殖抑制作用を有する。

腎細胞癌の分子標的薬では多くの副作用が報告されており，皮膚障害として，薬疹，hand-foot syndrome（手足症候群），脱毛，爪甲下出血，脂漏性皮膚炎様皮疹，口角炎などがみられる。その他の臓器障害として，甲状腺機能低下，血圧上昇，白血球減少，血小板減少，肝機能障害，消化器症状などがみられる[1,2]。

腎細胞癌の分子標的薬でみられる皮膚障害のなかでも代表的なものが手足症候群であり，ソラフェニブ，スニチニブにおいては高率に合併する。

1. 手足症候群の症状

ソラフェニブ，スニチニブにおける手足症候群では，手掌，手指，足底の限局的な著明な角化，疼痛が特徴的であり，早期からみられる。疼痛や感覚障害が強く出ることも多く，これが薬剤中止の原因になることも少なくない。しかし，腎細胞癌の多発転移例，手術不能例において重要な治療手段となっているため，適切な予防対策，治療により，継続的な悪性腫瘍治療を行うことが望ましい。

ソラフェニブ，スニチニブでは高率に手足症候群を合併し，国内第 II 相臨床試験では，ソラフェニブで 55%，スニチニブで 65.4% に発現している。その半数が投与開始後 3 週間以内に発症しており，早期に出現することが多い。当院の経験では，多くは 1 週間前後，早いものでは投与後数日で症状がみられる。ソラフェニブ，スニチニブにおける手足症候群は，フッ化ピリミジン系代謝拮抗薬にみられるものとはやや趣が異なり，手掌，足底の加重部に限局性の紅斑，著明な角化がみられ，進行すると水疱，膿疱を形成する（図1〜3左）。多くは母趾内側，小趾外側，MP 関節部，踵などの足底の加重部にみられるが，母指内側などの手指の摩擦部や関節部，爪周囲に紅斑，疼痛がみられることもある。感覚障害や軽度の疼痛が紅斑などの皮膚症状に先んじて起こることが多い。

症状は用量依存性であり，薬剤の中止により速やかに軽快する[2-4]。薬剤によっても症状に違いが出る印象をもっており，スニチニブでは合併頻度は高いが紅斑症状が中心であり，ソラフェニブのほうが角化症状が強く，水疱，膿疱を形成し，重症化しやすい。また，ソラフェニブでは，アレルギー性の多形紅斑型薬疹の症例を経験しており，注意を要する（図3右）。

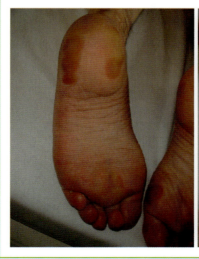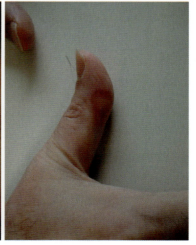

図1 手足症候群（症例1）
64歳，男性。ソラフェニブ（ネクサバール®）800 mg/日内服。両足底にびまん性の紅斑を認める。踵・第1趾 MP 関節部に水疱を形成している。〔写真左〕第1指内側にも水疱を認める。ソラフェニブ内服を中止し，5日後には紅斑は消退し，疼痛も軽快した。〔写真右〕

---

mTOR：mammalian target of rapamycin（哺乳類ラパマイシン標的タンパク質）　　Ras：Ras タンパク質　　Raf：Raf タンパク質
MAPK：mitogen-activated protein kinase（MAP キナーゼ）　　MP 関節：中手指節関節

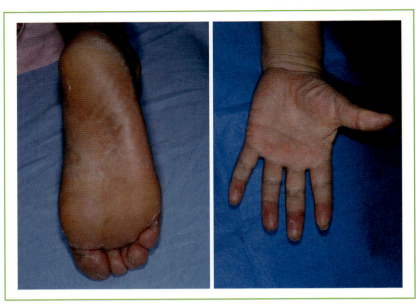

図2 手足症候群（症例2）

56歳，男性。スニチニブ（スーテント®）50 mg/日内服11日後より足底に軽度の疼痛，紅斑を認めた。両足底にびまん性の紅斑，鱗屑を認める。第1趾内側，第5趾外側は特に胼胝様に厚い角化を認め，疼痛が強い。ステロイド軟膏外用を行った。休薬期間に入り，足底の症状は軽快した。足白癬の既往あり。〔写真左〕

投薬再開後，手指DIP関節より遠位に紅斑，鱗屑，粗造を認める。足底に症状はみられなかった。〔写真右〕

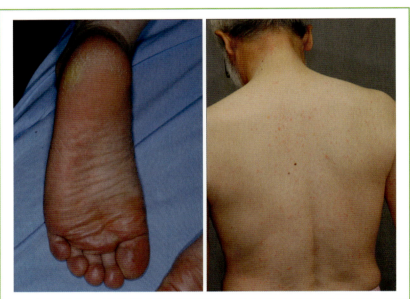

図3 手足症候群（左）とアレルギー性薬疹（右）（症例3）

70歳，男性。ソラフェニブ（ネクサバール®）800 mg/日内服5日後より手指，足底に紅斑，角化がみられ，7日後より疼痛増強したためステロイド軟膏外用。足底加重部に紅斑と角化。踵外側に水疱を認める。〔写真左〕

内服11日後より，体幹，四肢に米粒大から指頭大までの浸潤を触れる紅斑が多発し，一部は融合傾向がみられた。アレルギー性の薬疹と診断。ソラフェニブ内服の中止およびプレドニゾロン30 mg/日内服を開始した。7日後には皮疹はほぼ消退。プレドニゾロン内服終了後も再燃はなかった。〔写真右〕

2. 手足症候群の予防対策

初期，軽度の手足症候群では患者自身の自己管理，対策にて対応が可能である。予防対策として，加重，圧迫，摩擦などの刺激，温熱刺激を避けることを基本として指導を行う。スキンケアは投薬前から行い，胼胝，鶏眼などがあれば，投薬前にあらかじめ処置しておく。症状の有無にかかわらず保湿クリームの外用を行う。履物はしめつけない，柔らかいものを履いて，ジョギングなどの加重のかかる運動は控える（表1）。これらの注意点をパンフレット〔p.49参照〕を用いて説明して

表1 予防対策

	加重，圧迫，擦過などの物理的刺激や温度刺激を避ける。
スキンケア	分子標的薬内服前から開始する。胼胝，鶏眼は処置しておく。
保湿	分子標的薬内服と同時に保湿クリームなどを使用する。
履物	しめつけない，柔らかい素材のものを選ぶ。 発赤，痛みのある場合は，足底に衝撃吸収素材やスポンジ素材の使用。
運動	物理的刺激を避けるため足に負担のかかるジョギングなどは禁止。

DIP関節：遠位指節関節

表2 重症度と治療

	症状	対処法
初期	痛み，違和感	予防対策
軽度	疼痛を伴うか，もしくは伴わない最小限の皮膚変化または炎症（紅斑など）	予防対策 保湿クリーム
中等度	日常生活が制限される皮膚変化（角化，水疱，浮腫，出血など）または疼痛	保湿クリーム 疼痛強いときは消炎鎮痛剤 局所ステロイド
重度	日常生活が制限される疼痛 and/or 潰瘍性皮膚炎もしくは皮膚変化	局所ステロイド 減量・休薬

表3 使用薬剤

保湿および皮膚軟化剤	尿素軟膏（ウレパール®，ケラチナミン®，パスタロン®，アセチロール®など） サリチル酸ワセリン® ヘパリン類似物質（ヒルドイド®） ニュートロジーナ®
ステロイド外用剤	Very strong クラス以上の副腎皮質ステロイド外用剤． 軟膏を用いる． 紅斑・疼痛の強い，中等～重症に用いる． 白癬などの感染症を増悪させることがある． 角化性足白癬などでは鑑別が難しい．

いる．

3．手足症候群の治療

治療について，当科ではNCI-CTCAEの分類を参考に重症度分類を作成し，重症度に応じた治療を行っている（**表2,3**）．

軽度の紅斑，疼痛の場合は予防対策，保湿により軽快することが多い．疼痛および水疱，強い角化がみられる中等度以上の症状では，主にステロイドの外用にて治療を行っている．胼胝様に角化する場合には胼胝処置を適宜行い，疼痛を軽減し水疱などの形成を予防する．保湿および皮膚軟化剤として市販の保湿剤，尿素軟膏（パスタロン®，アセチロール®など），サリチル酸ワセリン®，ヘパリン類似物質（ヒルドイド®）を用いている．

紅斑・疼痛の強い，中等～重症の症例ではvery strong クラス以上の副腎皮質ステロイド外用剤を用いる．保湿剤，ステロイド外用剤ともに頻回の外用も効果的である．足白癬などの感染症を合併している場合は，増悪させることがあるので注意を要する．足底に鱗屑のみられる症例では，投与前に真菌検査をしておくほうがよい．

重症の症例では薬剤の減量，中止を行うが，症状は用量依存性であり，薬剤の中止により数日で速やかに軽快する．水疱，膿疱形成などによりびらん化した場合には上皮化する期間が必要である．治療の中止をしないまでも，減量や間隔を置いた投与により皮膚症状をコントロールできることがあるため，重症の場合には減量投与や間欠投与も考えてよい．

おわりに

分子標的治療は，悪性腫瘍治療においてさらなる適応拡大が予想され，適切な使用や副作用対策が必要とされている．代表的な皮膚症状である手足症候群についても，効果的な予防対策，治療により，継続的な悪性腫瘍治療を行うことができる．さらなる症例の蓄積，病理組織の検討などにより手足症候群の発症機序の解明も望まれる．

文献

1) Porta C et al. Uncovering Pandora's vase: the growing problem of new toxicities from novel anticancer agents. The case of sorafenib and sunitinib. *Clin Exp Med* 2007; 7: 127–134
2) Heidary N et al. Chemotherapeutic agents and the skin: An update. *J Am Acad Dermatol* 2008; 58: 545–570
3) Yang C-H et al. Hand-foot skin reaction in patients treated with sorafenib: a clinicopathological study of cutaneous manifestations due to multitargeted kinase inhibitor therapy. *Br J Dermatol* 2008; 158: 592–596
4) Autier J et al. Prospective study of the cutaneous adverse effects of sorafenib, a novel multikinase inhibitor. *Arch Dermatol* 2008; 144: 886–892

CTCAE：Common Terminology Criteria for Adverse Events（有害事象共通用語規準）〔米国National Cancer Institute（NCI）による評価規準〕

分子標的薬による高血圧対策

治療開始基準

- **高血圧を合併している場合**
  収縮期血圧 140 mmHg 以上，
  拡張期血圧 90 mmHg 以上となった場合

- **高血圧の合併がない場合**
  ベースラインより
  収縮期血圧が 15 mmHg 以上，
  拡張期血圧が 10 mmHg 以上，上昇した場合

治療目標

- **高血圧を合併している場合**
  収縮期血圧 140 mmHg 未満，
  拡張期血圧 90 mmHg 未満

- **高血圧の合併がない場合**
  ベースライン以下

治療の原則

① 降圧薬は中等量から開始する。
② 単剤中等量で降圧が不十分な場合は 2 剤併用，その後に増量を検討する。
③ 収縮期血圧を重視する。
④ 高血圧緊急症の場合は**レギチーン®**か**ミリスロール®**を使用。アダラート®，ペルジピン®，ヘルベッサー®などは原則として使用しない。
⑤ 減量・休薬を検討する場合，後から追加したものから減量，休薬していく。
⑥ 高血圧クリーゼ，不整脈，心不全などの症状を認める場合や 3 剤以上の降圧薬を併用しても十分な降圧が得られない場合は専門医へ紹介，休薬を検討。

投薬の実際

1. 第一選択薬

- **Ca 拮抗薬**

降圧効果が確実で，少量でも効果が期待できる。
　CYP3A4 阻害作用による薬物濃度上昇の可能性が高いためベラパミル（ワソラン®），ジルチアゼム（ヘルベッサー®）などは第一選択薬として使用しない。

アムロジン®	2.5 mg	分 1	5 mg まで増量可	長時間作用型，副作用少
ノルバスク®	2.5 mg	分 1	5 mg まで増量可	
ムノバール®	10 mg	分 2	20 mg まで増量可	
スプレンジール®	10 mg	分 2	20 mg まで増量可	

CYP3A4：シトクロム P450 3A4

2. 第二選択薬

Ca拮抗薬で効果不十分の場合，$α_1$遮断薬とサイアザイド系利尿薬を併用する。

● $α_1$遮断薬

副作用が少なく，細かい調節が可能。

カルデナリン®	4 mg	分2	8 mg まで増量可
ミニプレス®	3 mg	分3	15 mg まで増量可
エブランチル®	30 mg	分2	60 mg まで増量可
デタントール®	3 mg	分3	12 mg まで増量可

● サイアザイド系利尿薬

降圧作用に加えて，浮腫の予防効果を期待。分子標的薬休薬後も継続する。

フルイトラン®	1 mg	分1	増量は 2 mg 程度まで

3. 以上で効果不十分の場合は，以下の中から選択する

● ARB

VEGF阻害作用があり心不全，腎機能障害への効果も期待できることから第一選択薬として用いられることが多いが，ベバシズマブの抗腫瘍効果に拮抗するという報告があり要注意。

高カリウム血症に注意。

ニューロタン®	50 mg	分1	100 mg まで増量可	
ブロプレス®	8 mg	分1	12 mg まで増量可	
ディオバン®	80 mg	分1	160 mg まで増量可	
ミカルディス®	40 mg	分1	80 mg まで増量可	肝機能障害時は 40 mg まで
イルベタン®	100 mg	分1	200 mg まで増量可	
オルメテック®	10 mg	分1	40 mg まで増量可	

● 高カリウム血症を合併した場合 ➡ サイアザイド系利尿薬を併用

　フルイトラン®　　1〜2 mg 追加する。

　あるいはニューロタン®からプレミネント®に変更。

● ACE阻害薬

NO遊離作用による降圧効果を期待。腎排泄型が多いため，腎機能障害例では用量に注意。空咳，薬疹，白血球減少など分子標的薬と共通の副作用に注意。特に空咳は肺転移患者で注意。

ARBと同様にベバシズマブの抗腫瘍効果に拮抗するという報告があり要注意。

高カリウム血症に注意。ARBよりも安価。

タナトリル®	5 mg	分1	10 mg まで増量可	咳誘発少ない
エースコール®	2 mg	分1	4 mg まで増量可	胆汁排泄
ロンゲス®	10 mg	分1	20 mg まで増量可	
レニベース®	5 mg	分1	10 mg まで増量可	
コナン®	10 mg	分1	20 mg まで増量可	
コバシル®	4 mg	分1	8 mg まで増量可	

ARB：アンジオテンシンII受容体拮抗薬　　VEGF：血管内皮増殖因子　　ACE：アンジオテンシン変換酵素
NO：一酸化窒素

分子標的治療における AE 対策

- **アルドステロンブロッカー**
  臓器保護作用をもつ。高カリウム血症に注意。

  | セララ® | 50 mg | 分1 | 100 mg まで増量可 |

- **中枢性交感神経抑制薬**

カタプレス®	225 μg	分3	450 μg まで増量可
ワイテンス®	4 mg	分2	8 mg まで増量可
アルドメット®	250 mg	分2	1,000 mg まで増量可

- **末梢性交感神経抑制薬**
  うつ症状に注意。

  | アポプロン® | 0.25 mg | 分1 | 0.5 mg まで増量可 |

分子標的薬による心機能障害対策

- 分子標的薬投与前にスクリーニングとして心エコーを施行しておく。
  症状，心電図，胸部X線写真にて心機能障害が疑われたら心エコーを行う。
- 異常がある場合は循環器専門医に紹介する。

分子標的治療における高血圧対策・心機能対策

渡邉　哲
山形大学医学部内科学第一講座講師

はじめに

腎細胞癌に対する分子標的薬，特に血管新生阻害薬の有用性が明らかとなり，無増悪生存期間が延長している。これに伴い有害事象（AE）に対する対策も重要になってきている。血管新生阻害薬（抗VEGF薬）にはヒト化モノクローナルVEGF抗体ベバシズマブ（アバスチン®）とVEGF受容体チロシンキナーゼ阻害薬スニチニブ（スーテント®），ソラフェニブ（ネクサバール®），アキシチニブ（インライタ®），パゾパニブ（ヴォトリエント®）などがある。

高血圧は頻度の高いAEであるが，コントロール不良の高血圧は他のAEの出現を助長することから，分子標的治療の際に最も注意すべきAEのひとつである。また，抗VEGF薬は心機能障害や血栓塞栓症を引き起こし，ときに致死的となることから定期的な観察が必要である。

高血圧対策

1. 高血圧の発症とその機序

高血圧は癌登録患者において最もよくみかける併存症であり，抗VEGF薬の最も多いAEのひとつである。高血圧は冠動脈疾患，脳卒中，心不全，末期腎不全を助長するほかに[1,2]，可逆性後白質脳症の発生にも関与すると考えられており[3]，厳重な管理が必要である[4]。

抗VEGF薬は腫瘍内の血管新生のみならず[5]，正常な血管内皮細胞へも影響を与えると考えられる。抗VEGF薬による高血圧の原因として血管内皮の一酸化窒素（NO）合成低下，プロスタサイクリン（PGI_2）合成低下，末梢血管の減少（rarefaction）などによる全身血管抵抗の上昇が考えられる（図）[4,6,7]。また，血栓性微小血管症より腎血管内皮細胞の障害が生じ[8,9]，タンパク尿や腎機能低下から間接的に高血圧を招くとされる。しかし，抗VEGF薬の投与後まもなく高血圧が生じ，中止後速やかに血圧が回復することより，末梢血管の減少は考えにくく[6]，NO合成低下による全身血管抵抗の上昇が主な原因と考えられる[10]。

2. 高血圧の発症頻度

抗VEGF薬投与による高血圧の発症頻度は，腫瘍の種類によらず，メタアナリシスの結果ではベバシズマブ25.4％（相対リスク7.5），スニチニブ22.5％（同3.9），ソラフェニブ23.4％（同6.1）と報告されている[11]。表1に転移性腎細胞癌に対する各抗VEGF薬の第III相試験における高血圧の発症頻度を示す[2,4,12-15]。腎細胞癌患者では単腎であることも多く，高血圧の頻度は高いことが予想されるが，メタアナリシスの結果とほぼ同じであった。アキシチニブと他の抗VEGF薬を比較したメタアナリシスでは，高血圧発症頻度はアキシチニブ40.1％で，ソラフェニブに比べ1.60倍，スニチニブに比べ1.73倍と多かった（表2）[16]。アキシチニブによる高血圧発症頻度は，腎細胞癌

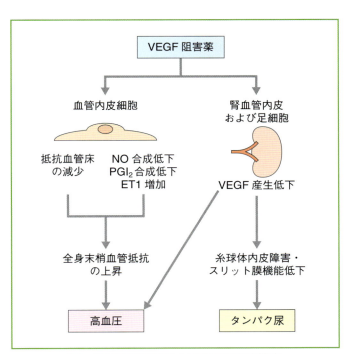

図 VEGF阻害薬による高血圧発症機序

VEGF：vascular endothelial growth factor（血管内皮増殖因子）　　ET1：endothelin1（エンドセリン1）

で非腎細胞癌に比べ有意に高かった。パゾパニブは 35.5% に高血圧発症を認め，アキシチニブと同様な発症頻度であった。

日本の市販後調査による高血圧の発症頻度（重症）は，ベバシズマブで 13.1%（0.4%），スニチニブで 14.6%（1.2%），ソラフェニブで 20.7%（1.6%）とされており，海外のデータと同様と考えられる。アキシチニブとソラフェニブの転移性腎細胞癌に対する有効性・安全性をみた第 III 相 AXIS 試験の日本人サブ解析結果では，高血圧の発症頻度はアキシチニブ 64%，ソラフェニブ 62% と同程度であった[17]。実験的には抗 VEGF 薬開始後，収縮期 20%，拡張期 10% 程度の血圧上昇が 3 週間程度で生じ，その後プラトーになるとされている[18]。投与開始後から数カ月以内で高血圧が発症することが多く，注意深い観察が必要である[12,19]。また，投与前より高血圧を有する場合は血圧上昇を認める頻度が高いため，より注意を要する。スニチニブ投与 2 サイクル目に高血圧が発症する場合もあり[20]，投与初期に高血圧が認め

られない場合でも定期的な血圧測定を継続すべきである。

一方で，抗 VEGF 薬による高血圧が生じたほうが予後がよいという報告がある[21]。高血圧は抗腫瘍効果を予知する因子となる可能性があり，個人ごとの投与量設定に活用できる可能性がある[14]。

3. 対策

1）目標血圧と家庭血圧測定

抗 VEGF 薬投与による高血圧の管理目標値の報告はないので，日本高血圧学会のガイドライン（JSH 2014）に従った治療法に準じる。高齢者の診察室血圧の目標は 140/90 mmHg 未満であるが，糖尿病患者では 130/80 mmHg 未満である。腎細胞癌患者は根治的腎摘除術後で単腎であることも多い。また，腎摘除を行っていなくとも腎機能低下を認めることがあり，慢性腎臓病（CKD）患者に準じた管理が必要になる。また，図のように抗

表1 転移性腎細胞癌に対する抗 VEGF 薬の無作為化第 III 相試験における高血圧の発症頻度

薬剤	報告者	投与方法	患者数	高血圧症頻度（%）	
				全 Grade	Grade 3/4
ベバシズマブ	Yang et al. [12]	プラセボ	40	2.5	0
		ベバシズマブ 3 mg/kg	37	2.7	0
		ベバシズマブ 10 mg/kg	39	35.9	20.5
	Escudier et al. [13]	インターフェロン-α ＋プラセボ	322	9	<1
		インターフェロン-α ＋ベバシズマブ 10 mg/kg	327	26	3
	Rini et al. [14]	インターフェロン-α	347	4	0
		インターフェロン-α ＋ベバシズマブ 10 mg/kg	362	28	11
スニチニブ	Motzer et al. [15]	インターフェロン	360	1	1
		スニチニブ 50 mg/日（4 週投与後，2 週休薬）	375	24	8
ソラフェニブ	Escudier et al. [2]	プラセボ	451	1	<1
		ソラフェニブ 400 mg×2/日	452	17	4

（Izzedine H et al. *Ann Oncol* 2009; 20: 807–815[4] より改変）

表2 アキシチニブと他の抗 VEGF 薬による高血圧の発症頻度の比較

有害事象（AE）	アキシチニブ（症例数）	ソラフェニブ（症例数）	相対リスク（95% CI）	p 値
全 Grade	40.1%（1,148）	23.4%（3,363）	1.60（1.45〜1.76）	<0.0001
Grade 3/4	13.1%（1,148）	5.7%（3,567）	2.46（2.03〜3.00）	<0.0001
	アキシチニブ（症例数）	スニチニブ（症例数）		
全 Grade	40.1%（1,148）	21.6%（4,609）	1.73（1.58〜1.90）	<0.0001
Grade 3/4	13.1%（1,148）	6.8%（4,407）	2.06（1.72〜2.47）	<0.0001
	アキシチニブ（症例数）	パゾパニブ（症例数）		
全 Grade	40.1%（1,148）	35.5%（1,212）	1.05（0.95〜1.17）	0.34
Grade 3/4	13.1%（1,148）	6.5%（1,286）	2.15（1.67〜2.76）	<0.0001

（Qi WX et al. *Br J Clin Pharmacol* 2013; 76: 348–357[16] より改変）

JSH：Japanese Society of Hypertension（日本高血圧学会）
NCI：National Cancer Institute（米国国立がん研究所）

JNC：Joint National Committee（米国高血圧合同委員会）

VEGF薬投与により用量依存的にタンパク尿の発現率が上昇するが、糖尿病やタンパク尿を合併するCKD患者では、130/80 mmHg未満を降圧目標にすべきである。

通常の高血圧患者と同様に、家庭血圧測定を勧める。起床時と就寝前の1日2回測定し、体調、服薬の状況とともに記録してもらう〔「おくすりダイアリー」p.68参照〕。降圧薬の調整や休薬時の血圧変動を知ることができ、非常に有用である。特に抗VEGF薬導入後、最初の6週間は毎日、家庭血圧を測定することを米国の高血圧ガイドラインでも勧めている[22]。生活習慣の改善に関しては、食事療法、身体活動、減塩などによる体重減少が基本になるが、癌患者では、生活習慣の改善はとても難しい。また、転移を伴う癌患者では体重減少を伴うことが多く、食事量を維持することは最も重要である。減塩は推奨される。また、痛みは血圧上昇を招くことより、痛みの適切な治療は重要である。鎮痛療法の有害作用として血圧上昇が生じることがあり、抗VEGF薬と鎮痛剤を併用している患者では、より厳密に血圧コントロールが必要になる[23]。

2）降圧薬の使用

米国JNC、ESH/ESCガイドライン、NCI task forceなどのガイドラインでは、抗VEGF薬投与前に心血管危険因子の注意深い検索を推奨している。抗VEGF薬投与患者における降圧薬に関しては、大規模な対照研究がないため明確な推奨薬剤はないが、通常の降圧治療でコントロール可能といわれている[24]。抗VEGF薬がNO合成を低下させることが、血圧上昇の一因であることより、NO合成促進作用と腎保護作用を有するACE阻害薬やアンジオテンシンII受容体拮抗薬（ARB）などのレニン・アンジオテンシン系抑制薬が第一選択薬とされることが多い[4]。

実験レベルでは、ACE阻害薬やARBは腫瘍増殖を抑制することが示されている[25]。レトロスペクティブ研究において、ACE阻害薬とARB投与患者では、他の降圧薬と比較し腫瘍増殖抑制が報告されている[4]。腎機能低下など禁忌がない限り、使用すべきである。

欧米ではβ遮断薬の利用が比較的多いが、本邦では冠攣縮性狭心症患者が少なからず含まれている可能性があるため、第一選択薬としていない。CYP3A4阻害作用のあるベラパミルやジルチアゼムを除くジヒドロピリジン系Ca拮抗薬は、降圧効果が確実で、副作用も少ないことより第一選択薬としている。効果が不十分な場合は、第二選択薬を併用、その後に増量を検討する。

ACE阻害薬とCa拮抗薬の投与下でも治療抵抗性高血圧を示す患者に長時間作用型の硝酸薬を投与したところ、抗VEGF薬を休薬せずに、治療前の血圧に速やかに低下したとする報告があり[23]、さらなる検討が待たれる。

基礎実験において、ソラフェニブはRaf-1/B-Raf-ERK1/2シグナル抑制を介して心毒性を生じ、交感神経α刺激がこの心毒性を軽減することが報告された。逆にα遮断薬プラゾシンはソラフェニブの心毒性を増悪させた[26]。臨床試験による報告はないが、α遮断薬の投与時には注意すべきかもしれない。

高血圧緊急症、不整脈、心不全などの症状を認める場合、または3剤以上の降圧薬を併用しても十分な降圧が得られない場合は専門医へ紹介し、減量・休薬も検討する。

心機能対策

1. 心機能障害の発生と頻度

血管新生阻害薬による心血管障害の評価を主目的にした臨床研究がないために、心血管障害の発生頻度については不明な点が多い。ベバシズマブの転移性腎細胞癌に対する第III相試験において、虚血性心疾患の発生頻度は1%で左室機能低下は1%未満であった[14]。転移性乳癌に対する第III相試験AVADOにおいて、うっ血性心不全の発生頻度はベバシズマブ7.5 mg/kgで0.8%、15 mg/kgで0%と高血圧とは異なり、用量依存的に心血管障害は増えないようである[27]。また、無作為化対照試験のメタアナリシスによればベバシズマブによる動脈血栓塞栓症の発生頻度は3.3%で、重症例が2.0%であった。重症虚血性心疾患の相対リスクはベバシズマブ群で対照と比し有意に高かったが、虚血性脳梗塞の相対リスクは対照群と同等であった[28]。

スニチニブとソラフェニブによる症候性心不全の発症は4～8%にみられ、10%以上の左室駆出

ESH/ESC：European Society of Hypertension/ European Society of Cardiology（欧州高血圧学会/欧州心臓病学会）
ACE：アンジオテンシン変換酵素　　CYP3A4：シトクロムP450 3A4　　Raf-1/B-Raf-ERK1/2：細胞内におけるシグナル伝達経路の一つ

分画の低下は28%に生じる[29,30]。VEGF-VEGF受容体シグナルは動物実験において心保護的に働くことより，VEGF抑制は，後負荷増大や高血圧などの病的ストレス下では特に心機能障害を起こす可能性がある。また，スニチニブとソラフェニブはVEGF受容体シグナルの他に，血小板由来成長因子（PDGF）-PDGF受容体シグナル，生存促進性シグナル，c-kitシグナル，AMPキナーゼシグナルを抑制することにより心毒性が生じる[31]。

メタアナリシスの結果，スニチニブとソラフェニブによる動脈血栓塞栓症の発生頻度は1.4%で，相対リスクは3.03であった[32]。スニチニブとソラフェニブの間に，発生頻度と相対リスクに有意差を認めなかった。また，スニチニブあるいはソラフェニブ投与によるQT延長の発生頻度は9.5%とされているが[33]，ベバシズマブによるQT間隔への影響は明らかではない。

2. 対策

スニチニブによる心血管障害は，冠動脈疾患，左室機能低下，左室肥大を以前より有している場合やアントラサイクリンを先行投与されている場合に生じやすいことが報告されている[29]。まずは，高血圧，糖尿病，脂質代謝異常，喫煙などの冠危険因子の管理が重要である。また，QT延長はときに致死性心室性不整脈の原因となるため，定期的な心電図検査を行う必要がある。

分子標的治療開始前に心エコーを行うことが望ましい。心機能障害が出現し，左室駆出分画が20%以上，あるいは絶対値として50%以下に低下した場合は，血管新生阻害薬の投与を中止すべきである。レニン・アンジオテンシン系抑制薬やβ遮断薬など心不全基本治療薬により改善する場合が多いが，心機能障害が遷延する場合もあり注意を要する。心機能障害が軽快後に，減量し再開するか他剤に変更すべきかは，個々の患者で検討すべきと考えられる。

おわりに

高血圧は血管新生阻害薬の抗腫瘍効果を予知する因子となる可能性が示唆される一方で，コントロール不良の高血圧は他のAEの出現を助長する可能性があり，家庭血圧測定を含めた厳重な管理が必要である。

心疾患を有する患者では，レニン・アンジオテンシン系抑制薬が治療の基本であり，抗VEGF薬の作用メカニズムからも，高血圧治療薬としてACE阻害薬やARBが有用と思われる。α遮断薬プラゾシンがソラフェニブの心毒性を増悪させるという基礎実験の報告がなされているが，実際に心毒性が助長されるのか検証が必要と思われる。

文献

1) Pouessel D, Culine S. High frequency of intracerebral hemorrhage in metastatic renal carcinoma patients with brain metastases treated with tyrosine kinase inhibitors targeting the vascular endothelial growth factor receptor. *Eur Urol* 2008; 53: 376-381
2) Escudier B et al. Sorafenib in advanced clear-cell renal-cell carcinoma. *N Engl J Med* 2007; 356: 125-134
3) Ozcan C et al. Reversible posterior leukoencephalopathy syndrome and bevacizumab. *N Engl J Med* 2006; 354: 980-982
4) Izzedine H et al. Management of hypertension in angiogenesis inhibitor-treated patients. *Ann Oncol* 2009; 20: 807-815
5) Hicklin DJ, Ellis LM. Role of the vascular endothelial growth factor pathway in tumor growth and angiogenesis. *J Clin Oncol* 2005; 23: 1011-1027
6) Yogi A et al. Receptor and nonreceptor tyrosine kinases in vascular biology of hypertension. *Curr Opin Nephrol Hypertens* 2010; 19: 169-176
7) Roodhart JM et al. The molecular basis of class side effects due to treatment with inhibitors of the VEGF/VEGFR pathway. *Curr Clin Pharmacol* 2008; 3: 132-143
8) Eremina V et al. VEGF inhibition and renal thrombotic microangiopathy. *N Engl J Med* 2008; 358: 1129-1136
9) Hara A et al. Blockade of VEGF accelerates proteinuria, via decrease in nephrin expression in rat crescentic glomerulonephritis. *Kidney Int* 2006; 69: 1986-1995
10) Facemire CS et al. Vascular endothelial growth factor receptor 2 controls blood pressure by regulating nitric oxide synthase expression. *Hypertension* 2009; 54: 652-658
11) Wu S et al. Incidence and risk of hypertension with sorafenib in patients with cancer: a systematic review and meta-analysis. *Lancet Oncol* 2008; 9: 117-123
12) Yang JC et al. A randomized trial of bevacizumab, an anti-vascular endothelial growth factor antibody, for metastatic renal cancer. *N Engl J Med* 2003; 349: 427-434
13) Escudier B et al. Bevacizumab plus interferon alfa-2a for treatment of metastatic renal cell carcinoma: a randomized, double-blind phase III trial. *Lancet* 2007; 370: 2103-2111
14) Rini BI et al. Phase III trial of bevacizumab plus interferon alfa versus interferon alfa monotherapy in patients with metastatic renal cell carcinoma: Final results of CALGB 90206. *J Clin Oncol* 2010; 28: 2137-2143
15) Motzer RJ et al. Sunitinib versus interferon alfa in metastatic renal-cell carcinoma. *N Engl J Med* 2007; 356: 115-124
16) Qi WX et al. Incidence and risk of hypertension with a novel multi-targeted kinase inhibitor axitinib in cancer patients: a systematic review and meta-analysis. *Br J Clin Pharmacol* 2013; 76: 348-357
17) Ueda T et al. Efficacy and safety of axitinib versus sorafenib in metastatic renal cell carcinoma: subgroup analysis of Japanese patients from the global randomized Phase 3 AXIS trial. *Jpn J Clin Oncol* 2013; 43: 616-628
18) Veronese ML et al. Pharmacodynamic study of the raf kinase inhibitor BAY 43-9006: mechanisms of hypertension. *J Clin Oncol* 2004; 22 (Suppl): 135s (Poster 2035)
19) Johnson DH et al. Randomized phase II trial comparing

c-kit：PDGFなどに対するレセプターと類似の構造を有するチロシンキナーゼ　　AMP：アデノシン一リン酸
QT：心臓の電気的収縮時間

bevacizumab plus carboplatin and paclitaxel with carboplatin and paclitaxel alone in previously untreated locally advanced or metastatic non-small-cell lung cancer. *J Clin Oncol* 2004; 22: 2184–2191
20) Azizi M et al. Home blood-pressure monitoring in patients receiving sunitinib. *N Engl J Med* 2008; 358: 95–97
21) Rixi O et al. Hypertension as a predictive factor of sunitinib activity. *Ann Oncol* 2007; 18: 1117
22) Nazer B et al. Effects of novel angiogenesis inhibitors for the treatment of cancer on the cardiovascular system: focus on hypertension. *Circulation* 2011; 124: 1687–1691
23) Kruzliak P et al. Vascular endothelial growth factor inhibitor-induced hypertension: from pathophysiology to prevention and treatment based on long-acting nitric oxide donors. *Am J Hypertens* 2014; 27: 3–13
24) Ratain MJ et al. Phase II placebo-controlled randomized discontinuation trial of sorafenib in patients with metastatic renal cell carcinoma. *J Clin Oncol* 2006; 24: 2505–2512
25) Siddiqui AJ et al. Antagonism of the renin-angiotensin system can counteract cardiac angiogenic vascular endothelial growth factor gene therapy and myocardial angiogenesis in the normal heart. *Am J Hypertens* 2005; 18: 1347–1352
26) Cheng H et al. A novel preclinical strategy for identifying cardiotoxic kinase inhibitors and mechanisms of cardiotoxicity. *Circ Res* 2011; 109: 1401–1409
27) Miles D et al. Randomized, double-blind, placebo-controlled, phase III study of bevacizumab with docetaxel or docetaxel with placebo as first-line therapy for patients with locally recurrent or metastatic breast cancer (mBC): AVADO. *J Clin Oncol* 2008; 26 (Suppl): LBA1011
28) Ranpura V et al. Risk of cardiac ischemia and arterial thromboembolic events with the angiogenesis inhibitor bevacizumab in cancer patients: a meta-analysis of randomized controlled trials. *Acta Oncologica* 2010; 49: 287–297
29) Chu TF et al. Cardiotoxicity associated with tyrosine kinase inhibitor sunitinib. *Lancet* 2007; 370: 2011–2019
30) Richards CJ et al. Incidence and risk of congestive heart failure in patients with renal and nonrenal cell carcinoma treated with sunitinib. *J Clin Oncol* 2011; 29: 3450–3456
31) Hahn VS et al. Cancer therapy-induced cardiotoxicity: basic mechanisms and potential cardioprotective therapies. *J Am Heart Assoc* 2014; 3: e000665
32) Choueiri TK et al. Risk of arterial thromboembolic events with sunitinib and sorafenib: a systematic review and meta-analysis of clinical trials. *J Clin Oncol* 2010; 28: 2280–2285
33) Schmidinger M et al. Cardiac toxicity of sunitinib and sorafenib in patients with metastatic renal cell carcinoma. *J Clin Oncol* 2008; 26: 5204–5212

分子標的薬による甲状腺機能障害対策

1. 甲状腺機能低下症

診療時の留意点

① 分子標的薬投与開始前にスクリーニングとして TSH，FT4，FT3 を測定しておく。

② TSH 上昇 ➡ FT4 下降 ➡ FT3 下降の順にデータが変化する。

③ FT4 の血中半減期は約 7 日であるが，分子標的薬の甲状腺機能低下症は一般的なものより FT4 の下降が早い可能性があるため少なくとも 1 カ月ごとに TSH，FT4（FT3）を測定する。

④ 症状の出現やデータの個人差が大きい。

⑤ 原疾患による症状との鑑別が難しいため，積極的な問診が必要である。

治療開始基準

① 5≦TSH＜10 μU/ml の場合，症状などを考慮し主治医の判断で治療開始可。

② TSH≧10 μU/ml となったら治療開始。

③ FT4 が低値となったら治療開始。

治療法

① チラーヂン S® 12.5〜25 μg/日から開始し，1〜2 週間後に測定し TSH と FT4 ともに正常範囲内になるように 50 μg，75 μg，100 μg と増量していく。安定したらその量を維持。

② チラーヂン S® 投与量の上限はなし。

③ 原則的にチラーヂン S® の減量は考慮しなくてもよいが，TSH が正常範囲内以下となったら減量を考慮。

● 治療を行っても症状やデータの改善がない場合，CTCAE Grade 3 以上の場合は内分泌専門医へコンサルトする。

2. 甲状腺機能亢進症（破壊性甲状腺炎）

● 原則として，内分泌専門医，循環器専門医へコンサルトする。

診療時の留意点

① FT4 上昇により判断する。

② 一過性に FT3，FT4 が上昇し甲状腺機能亢進症となった後，3〜4 カ月で下降し甲状腺機能低下症に移行する。

③ FT3，FT4 が上昇している間は対症療法を行う。

TSH：thyroid stimulating hormone（甲状腺刺激ホルモン）　　　FT3：free tri-iodothyronine〔甲状腺ホルモンの一つ〕
FT4：free thyroxine〔甲状腺ホルモンの一つ〕

分子標的薬による甲状腺機能障害対策

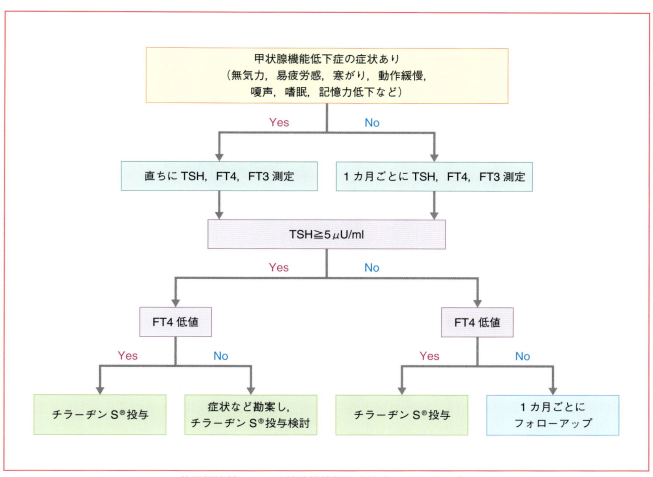

分子標的薬による甲状腺機能低下症治療のアルゴリズム

CTCAE：Common Terminology Criteria for Adverse Events（有害事象共通用語規準）〔米国 National Cancer Institute（NCI）による評価規準〕

分子標的治療における甲状腺機能障害対策

大門　眞
弘前大学大学院医学研究科内分泌代謝内科学講座教授

はじめに

近年，種々の分子標的薬が開発され，臨床で使用されるようになり，さまざまな悪性疾患の予後の顕著な改善がみられるようになってきた。それに伴い，生命予後に直接関係しないが，患者の生活，QOLに関与するadverse events（AE）にも，大きな注意が向けられるようになってきた。

現在，腎細胞癌（RCC）の治療に用いられる分子標的薬として，チロシンキナーゼ阻害薬（TKI；スニチニブ，ソラフェニブ，アキシチニブ，パゾパニブ）およびmTOR阻害薬（エベロリムス，テムシロリムス）が承認されている。mTOR阻害薬は内分泌代謝障害としては高血糖を高頻度で起こすが，甲状腺障害は起こさない。一方，TKIは，いずれも高頻度に甲状腺機能障害を起こすので本薬剤で治療する場合は甲状腺機能障害の有無に十分注意を払い，速やかに対処する必要がある。以下に，その対処法について解説する。

なお，本薬剤投与中にみられる甲状腺機能異常は甲状腺機能低下と甲状腺機能亢進の2種類があり，これらは互いに関連してはいるが，以下では2つに大別して解説する。

甲状腺機能低下症

1．機序

分子標的薬が甲状腺機能低下をきたす機序については，表のような種々の報告がある。

表　分子標的薬による甲状腺機能障害の機序

血管障害に基づく甲状腺の萎縮
薬剤性甲状腺炎
甲状腺ホルモン合成障害
甲状腺でのヨード摂取および貯蔵量の低下

2．診療時の留意点

① 分子標的薬投与開始前にスクリーニングとしてFT3，FT4，TSHを測定しておく。
② 投与前から甲状腺機能低下が認められる場合は，その程度の悪化が早く出現することがあるので注意。この場合，甲状腺自己抗体（Tg-Ab，TPO-Ab）を測定しておく。自己抗体陽性の場合は，甲状腺機能異常が強く起こる可能性が高い。
③ 甲状腺機能低下はTSH上昇 ➡ FT4下降 ➡ FT3下降の順にデータが変化する（図）[1]。
④ FT4の血中半減期は7日である。しかしながら，抗甲状腺薬により甲状腺機能を直接的に障害した場合でも，すぐに分泌が0となるわけではないので，血中甲状腺ホルモン値は半減するのに通常2〜3週かかる。分子標的薬は，もちろん抗甲状腺薬ほど甲状腺機能を障害する作用は強くはないと思われるが，本薬剤投与の対象者は，もともと甲状腺ホルモン

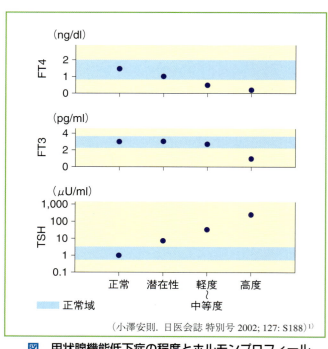

（小澤安則. 日医会誌 特別号 2002; 127: S188）[1]

図　甲状腺機能低下症の程度とホルモンプロフィール

mTOR阻害薬：mammalian target of rapamycin inhibitor（哺乳類ラパマイシン標的タンパク質阻害薬）
FT3：free tri-iodothyronine〔甲状腺ホルモンの一つ〕　　FT4：free thyroxine〔甲状腺ホルモンの一つ〕

分子標的治療における甲状腺機能障害対策

値は正常なので，投与1カ月以内に低下症となる症例が半数近くみられる。本薬剤投与後の2カ月は，2週ごとに，FT3，FT4，TSHを測定する。

⑤ 本薬剤投与を休薬した場合，甲状腺機能は正常化に向かい，長期休薬の場合は，正常に復することがある。しかしながら，長期（明確なカットオフ値はないが，1年以上はリスクが高いと考えられる）にわたって，本薬剤を投与した場合，休薬にても甲状腺機能は正常化せず，永続的な甲状腺機能低下症となる。

⑥ 症状の出現とデータとの関連には個人差が大きい。

⑦ 甲状腺機能低下の主たる症状は，疲労感のことが多く，原疾患による症状との鑑別が難しい。甲状腺機能低下に伴う他の症状*を，積極的に問診することが必要。

*甲状腺機能低下症の症状
疲労感，寒がり，皮膚乾燥，顔や手足のむくみ，気力の低下，嗜眠，動作が鈍くなる，食べないわりに体重が増える，毛髪がうすくなる，便秘，物忘れ，月経過多。

3. 治療開始基準（治療のアルゴリズム参照）

① TSHが≧5μU/mlとなると治療の対象。
② TSHが5〜10μU/mlの場合は，以下に示したような状況を総合的に判断し，治療を開始する。
・甲状腺機能低下に起因すると思われる症状がみられる。
・TSHの値が前回測定時より，大きく増加した。
・分子標的薬の休薬の予定がない（スニチニブの治療プロトコールは4週投与，2週休薬。また，他のAEなどで休薬となることもある。休薬前のデータであれば，改善が期待できる）。
③ TSHが≧10μU/mlとなったら治療開始。
④ TSHの値にかかわらず，FT4が低値となれば，甲状腺機能低下が中等度と考え，治療開始。

4. 治療法（治療のアルゴリズム参照）
甲状腺ホルモンの補充

① T4製剤であるチラーヂンS®を投与する。
② チラーヂンSを12.5〜25μg/日から開始し（高齢者および虚血性心疾患などの重篤な合併症をもつ患者では12.5μg/日から開始し25μg/日へと漸増），1〜2週ごとに（FT3），FT4，TSHを測定し，FT4とTSHともに正常範囲内になるように増減調整する。薬物量は，通常は25μg/日刻みで増減する。
③ 甲状腺機能低下が強くなると，甲状腺ホルモン値を正常範囲に維持するのにチラーヂンSの補充量は100〜150μg/日程度になるが，必要十分量を投与する。
⑤ チラーヂンS補充中でも分子標的薬の休薬によりホルモン値が正常方向に変化し，ホルモン補充量が過多となることもあり，服薬状況を念頭に置きつつチラーヂンSの補充量を調節する。
⑥ チラーヂンS補充中に，甲状腺機能亢進がみられた場合，後述するように，破壊性甲状腺炎が生じていることもある。チラーヂンSの補充量を漸減し，破壊性甲状腺炎が疑われる場合は，中止も考慮する。
● 治療を行っても症状やデータの改善がない場合は，内分泌専門医にコンサルトする。

5. その他の注意事項

① ヨードの過剰摂取は甲状腺機能低下を助長する。ヨードを多く含む食品（ヨード添加卵，海草類，特に昆布，根昆布，とろろ昆布，昆布茶など）の過剰摂取の有無を聞き，可能なら中止するように指導する。
② ヨード含有薬剤〔アミオダロン，造影剤，含嗽剤（イソジンガーグル®：ヨード7mg/ml）や市販薬（のどぬ〜る®スプレー：ヨード5mg/ml）など〕，リチウム剤を使用した場合，比較的高頻度で甲状腺機能異常が起こるので，これらの薬剤を使用時には症状の変化に特に注意を払う。

TSH：thyroid stimulating hormone（甲状腺刺激ホルモン）　　Tg-Ab：抗サイログロブリン抗体
TPO-Ab：抗甲状腺ペルオキシダーゼ抗体

甲状腺機能亢進症

1. 機序

薬剤性甲状腺炎による甲状腺の破壊（破壊性甲状腺炎）。通常，薬剤性の甲状腺炎は甲状腺機能低下につながるが，その傷害の程度が強く起こった場合，甲状腺内に貯蔵されている甲状腺ホルモンが血中に漏れ出し，甲状腺機能亢進症を引き起こす。

2. 診療時の留意点

① TSH の低下および FT3 あるいは FT4 の増加がみられた場合，本症を疑う。
② チラーヂン S 補充中であれば，補充量の過剰も考えられるので，チラーヂン S の補充量の漸減，中止を考慮する。
③ 甲状腺機能亢進は一過性（1～2 カ月）で，その後，自然に低下する。
④ その後，逆に低下症になることも多い。

3. 治療開始基準

① 甲状腺機能亢進に基因すると思われる自覚症状*があり，日常生活の上で支障がある場合。

* 甲状腺機能亢進症の症状
  疲労感，暑がり，皮膚湿潤，微熱傾向，イライラする，動悸，息切れ，指先の震え，食欲旺盛にもかかわらず体重が減る，下痢。

② FT3，FT4 の値に基準値はなく，高さの程度のみでは判断できない。

4. 治療法

① FT3，FT4 が上昇している間は，対症療法を行う〔不安など精神症状には精神安定剤，動悸，頻脈には β 遮断薬（心合併症の有無，程度にもよるので，循環器内科へのコンサルトが望ましい）〕。
② 低下症になった場合，その後，正常化に向かうこともあるが，本薬剤の継続投与中であれば，その可能性は高くないと思われる。チラーヂン S の漸増補充を行う。
● 1～2 カ月の経過観察でも甲状腺ホルモン値の改善がない場合は，内分泌専門医にコンサルトする。

文献

1) 小澤安則. 内分泌疾患の診断・治療. 甲状腺機能低下症. 日医会誌 特別号 2002; 127: S186–S189

分子標的薬による消化器症状対策・肝機能障害対策

1. 治療開始前のスクリーニング

分子標的薬開始前に，消化器症状と肝機能障害対策として，以下を施行しておく。
① 上部消化管内視鏡検査（消化性潰瘍の有無）
② 下部消化管内視鏡検査（可能であれば）
③ 腹部超音波検査（消化器系疾患のスクリーニング）
④ 腹部CT（肝転移の有無）
⑤ 肝機能検査一般とアミラーゼ，リパーゼ
⑥ HBs抗原，HBc抗体検査（HBs抗原陰性でもHBc抗体陽性であればHBV既往感染者として対応が必要）
⑦ HCV抗体

2. 悪心・嘔吐

●基本方針

制吐剤を中心に処方し，嘔気がない場合は消化管運動賦活剤を処方する。

① 制吐剤	プリンペラン®	3錠	分3	食前
	ナウゼリン®	3錠	分3	食前
	ノバミン®	1〜3錠		分服
② 胃もたれはあるが嘔気がない場合	ガスモチン®（5 mg）	3錠	分3	食前または食後
	ガナトン®	3錠	分3	食前
③ 食欲のない場合	大建中湯	15.0 g	分3	食前または食間
	六君子湯	7.5 g	分3	食前または食間

以上の投薬でコントロール不良の場合には消化器内科専門医に紹介する。

3. 上腹部痛

●基本方針

鎮痙剤，PPIあるいはH_2ブロッカー，胃粘膜保護剤を併用する。
PPI（タケプロン®，オメプラール®）は，CYP2C19の遺伝子多型により影響を受け，血中濃度に個人差が生じやすいので注意が必要である。第一選択はPPIが望ましい。また，H_2ブロッカーを用いる場合は分子標的薬内服後2時間以内の服用は避ける。

HBs抗原：B型肝炎ウイルス（HBV）表面抗原　　　HBc抗体：B型肝炎ウイルス（HBV）コア抗体
HBV：B型肝炎ウイルス　　　HCV抗体：C型肝炎ウイルス（HCV）抗体　　　PPI：プロトンポンプ阻害薬

① 鎮痙剤	ブスコパン®	3〜6錠	分3
	チアトン®	3錠	分3
② 酸分泌抑制剤			
（1）PPI	パリエット®	10 mg	分1
	ネキシウム®	20 mg	分1
	タケプロン®	30 mg	分1
	オメプラール®	10 mg	分1
（2）H_2ブロッカー	タガメット®	400 mg	分2 あるいは 分1（就寝前）
	ザンタック®	150 mg	分2 あるいは 分1（就寝前）
	ガスター®	20 mg	分2 あるいは 分1（就寝前）
③ 胃粘膜保護剤	ムコスタ®	300 mg	分3
	セルベックス®	150 mg	分3
	アルサルミン®内服液	30 ml	分3

　以上の投薬でコントロール不良の場合は消化器内科専門医に紹介する．また，痛みの程度が強い場合は消化管穿孔の可能性があるため，腹膜刺激症状の有無，腹部X線，CT，上部消化管内視鏡検査などを実施する必要がある．

4. 下痢

● 基本方針

　軽症では整腸剤や止瀉薬で対処する．重症の場合，脱水に陥る可能性があるため補液などの全身管理が必要である．

① 整腸剤	ラックビー®	3.0 g	分3
	ミヤBM®	3.0 g	分3
	ビオフェルミン®	3.0 g	分3
② 止瀉薬	ロペミン®	2 mg	分2

　以上の投薬でコントロール不良の場合には消化器内科専門医に紹介する．

5. 膵酵素上昇

● 基本方針

　投与初期に発現する傾向があるが，多くは一過性で無症状である．膵酵素を2週間隔で測定することが望ましい．分子標的薬内服開始前にスクリーニングとしてアミラーゼ（分画を含む）とリパーゼを測定しておく．

| ① Grade 2以下の高アミラーゼ血症，高リパーゼ血症を認めるものの，腹痛や背部痛などの自覚症状を伴わない場合 | 血液検査にて経過観察 |
| ② 腹痛や背部痛などの膵炎症状を伴う場合 and/or Grade 3以上の血清アミラーゼ値の著しい上昇と膵型アミラーゼ値の上昇を認める場合 | 腹部エコー，CTなどを施行し，消化器内科専門医に紹介する |

H_2ブロッカー：ヒスタミンH_2受容体拮抗薬　　　CYP2C19：シトクロムP450 2C19

6. 肝機能障害

● 基本方針

治療開始前にHBs抗原とHCV抗体を測定し，陽性であれば投薬開始前に消化器内科専門医に紹介する．

肝機能障害は基本的には症状としては現れないため，投与開始2週までは毎週肝機能を評価し，以後6カ月は2週間ごと，その後は月1回程度の肝機能検査の実施が推奨されている．

一方，投与開始後Grade 2の肝機能障害を認めた場合，分子標的薬の減量・中止を考慮する．実際の対応としては，該当薬剤の減量・中止とともに，必要に応じて副腎皮質ステロイドの投与も検討する．Grade 3以上になったら，早めに専門医にコンサルトすることが望ましい．HBVキャリアあるいは既往感染例でHBV再活性化が疑われる場合は，以下を用いる．

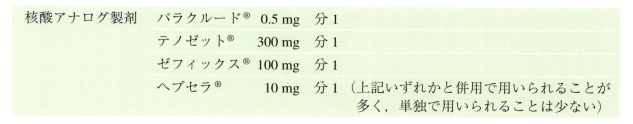

核酸アナログ製剤	バラクルード®	0.5 mg	分1	
	テノゼット®	300 mg	分1	
	ゼフィックス®	100 mg	分1	
	ヘプセラ®	10 mg	分1	（上記いずれかと併用で用いられることが多く，単独で用いられることは少ない）

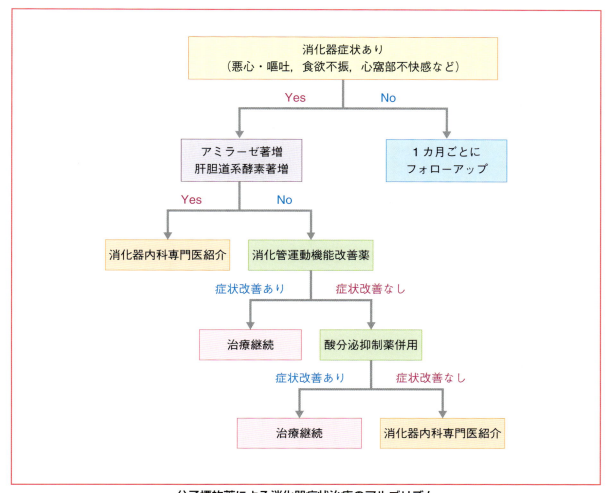

分子標的薬による消化器症状治療のアルゴリズム

分子標的治療における
消化器症状対策・肝機能障害対策

渡辺 久剛
山形大学医学部内科学第二講座講師

分子標的薬による消化器症状としては，治療開始後より胃腸障害，膵酵素異常を認めることが多い。自覚症状としては下痢の頻度が高く，治療そのものの遂行に影響することがある。

消化器症状に対する治療の原則は対症療法であるため治療を継続できることが多いが，腹痛を訴えた場合は，特に消化管出血や消化性潰瘍の穿孔の可能性を常に念頭に置いて対応することが大切である。

一方，分子標的薬による肝機能障害は，海外に比べ日本での頻度が高い傾向にある。一般的に腎癌患者に対する分子標的治療の際には，治療薬による薬剤性肝障害と，潜在的な B 型肝炎ウイルス（HBV）の再活性化による肝障害の 2 つに注意が必要であり，それらについても概説する。

1. 悪心・嘔吐

第一選択として制吐剤（プリンペラン®，ナウゼリン®など）を用いる。胃もたれはあるものの嘔気がない場合は，消化管運動賦活剤であるガスモチン®やガナトン®が効果的である。

また，分子標的薬投与に伴い食欲が低下している場合は，大建中湯，六君子湯を併用することで改善が得られる場合がある。

2. 上腹部痛

分子標的薬は消化管出血や消化性潰瘍をきたす場合が多いため，治療開始前にできるだけ上下部内視鏡検査を施行することが望ましい。その際，活動性潰瘍はもちろん，胃潰瘍瘢痕および十二指腸潰瘍瘢痕が所見としてみられた場合には，消化管合併症の予防の観点から，分子標的薬投与に先立ち，酸分泌抑制剤の維持投与を原則開始する。

分子標的薬投与開始後の上腹部痛に対しては，鎮痙剤，プロトンポンプ阻害薬（PPI）あるいは H_2 受容体拮抗薬（H_2 ブロッカー），胃粘膜保護剤を対症的に用いる。鎮痙剤としてはブスコパン®やチアトン®を処方するが，抗コリン薬投与にあたっては，禁忌例（虚血性心疾患，緑内障，前立腺肥大症など）があるので注意する必要がある。

治療の第一選択は PPI が望ましい。PPI の中のタケプロン®，オメプラール®は，CYP2C19 の一塩基多型の違いにより影響を受け，その血中濃度に個人差が出ることがあるので注意を要する。また，H_2 ブロッカーは分子標的薬内服後 2 時間以内の服用を避けることが望ましい。胃粘膜保護剤は多種存在するが，治療に伴う消化管出血をきたしやすいため，できるだけ併用が望ましい。

以上の投薬でコントロール不良の場合は消化器内科専門医に紹介する。また，痛みの程度が強い場合は消化管穿孔の可能性があるため，腹膜刺激症状の有無を診るとともに腹部 X 線，CT などの画像診断を実施する必要がある。

分子標的薬投与中にタール便や潜血便がみられた場合は，上部消化管あるいは下部消化管出血が疑われるので，消化器内科専門医に緊急に内視鏡検査を依頼する。

3. 下痢

頻度の高い合併症である。軽症では整腸剤や止瀉薬で対処するが，重症の場合，頻回の下痢に伴い電解質異常をきたしやすく，また脱水に陥る可能性があるため，適切な補液などによる全身管理が必要となる。

4. 膵酵素上昇

投与初期に発現する傾向があるが，多くは一過性で無症状であり，治療継続できる場合が多い。分子標的薬内服開始前にスクリーニングとしてアミラーゼ（分画を含む）とリパーゼを測定し，治療開始後は膵酵素を 2 週間隔で測定することが望ましい。

Grade 2 以下の高アミラーゼ血症や，高リパーゼ血症を認めるものの腹痛や背部痛などの自覚症状を伴わない場合は治療を継続し，血液検査にて慎重に経過観察を行う。

CYP2C19：シトクロム P450 2C19　　　Child-Pugh 分類：肝予備能判定規準

一方，腹痛や背部痛などの膵炎症状を伴う場合，あるいはGrade 3以上の血清アミラーゼ値の著しい上昇と膵臓由来アミラーゼの上昇を認める場合は可及的速やかに腹部エコー，CTなどを施行し，消化器内科専門医に紹介する。

5. 肝機能障害

1) 分子標的薬による肝障害の特徴

ソラフェニブの特定使用成績調査によると，肝障害の特徴として投与開始から2週間以内に肝性脳症を発症する例が62%（18例/29例）と高く，また肝予備能が保たれているChild-Pugh分類Grade Aの症例からも肝不全・肝性脳症をきたした例があったことから，背景に慢性肝疾患を有する患者への分子標的薬投与は慎重に行う必要がある。

他のマルチキナーゼ阻害薬であるレゴラフェニブにおいても同様の重篤な肝障害や黄疸により死亡する例が報告されている。いずれもAST値，ALT値，総ビリルビン値が徐々に上昇した後に肝不全や肝性脳症をきたしており，このような兆候を見逃さず対処することが大切と思われる。

2014年3月に保険収載されたパゾパニブもマルチキナーゼ阻害薬であるが，腎細胞癌患者を対象とした第III相国際共同臨床試験において，肝機能関連の副作用が注目されている。その発現率は35.1%（296例/844例）と高く，肝不全による死亡例も報告されている。このような肝機能異常に関連する因子として，①60歳以上，②治療開始4週時のALT値が基準値上限超え，③ベースラインの総ビリルビン値高値，④ベースラインと治療開始後の総ビリルビン値変化量が大きい，というような患者背景が指摘されている。本臨床試験では，ALT値が基準値上限の3倍を超えた症例の82%において，本剤投与後45日以内にALT値上昇が認められた。投与開始直後のこまめな肝機能検査を行うことで，こういった肝機能障害の発現を早期かつ軽度なうちにとらえることが可能となり，その結果，適切な対応（治療薬の減量・休薬を含む）により重篤な肝障害への進行を防ぐことができると考えられる。

2) 定期的な肝機能評価の必要性と肝機能障害に対する対応

このような重篤な肝障害を防ぐためには定期的な肝機能の評価が欠かせず，診察の際の黄疸や倦怠感，肝性脳症の有無に注意を払う必要がある。投与開始2週までは毎週肝機能を評価し，以後6カ月は2週間ごと，その後は月1回程度の肝機能検査の実施が推奨されており，特に肝転移多発症例は肝予備能が低下している可能性があるため，治療開始前にインドシアニングリーン（ICG）検査あるいはアシアロ肝シンチによる肝予備能評価をできる限り施行すべきである。

一方，投与開始後Grade 2の肝機能障害を認めた場合，分子標的薬の減量・中止を考慮する。実際の対応としては，該当薬剤の減量・中止とともに，必要に応じて副腎皮質ステロイドの投与も検討する。肝障害がGrade 3以上になったら，早めに専門医にコンサルトすることが望ましい。薬物性肝障害の多くは投与中止により速やかに回復するが，ALT値300 IU/l以上，総ビリルビン値5 mg/dl以上など中等度以上の肝機能障害や黄疸を認める場合は入院を考慮する。

3) 分子標的薬によるHBV再活性化

近年，さまざまな分子標的薬や生物製剤などの投与により潜在的なHBV感染が顕在化し，重症肝炎に至る例が報告され，問題となっている。悪性リンパ腫に対するリツキシマブ投与に伴うHBV再活性例は死亡率が高いが，近年は固形癌患者においても，マルチキナーゼ阻害薬やmTOR阻害薬など強力な免疫抑制作用を有する抗悪性腫瘍薬を用いる機会が増えていることから，より一層B型肝炎に対する理解と注意が必要である。

a) HBs抗原陽性例（HBVキャリア）

HBs抗原陽性キャリア患者に免疫抑制・化学療法を実施した場合，投与前のHBVによる肝障害の有無にかかわらず急激なHBVの増殖が生じ，致死的な重症肝炎を生じることがある。そのため，分子標的薬投与開始とともに核酸アナログ製剤を予防的に投与し，肝炎の重症化を避けることが大切である。

b) HBs抗原陰性例（HBc抗体陽性あるいはHBs抗体陽性でHBV DNA陰性）

これは，従来"既往感染"とされ，臨床的に治

AST：アスパラギン酸アミノトランスフェラーゼ　　ALT：アラニンアミノトランスフェラーゼ
mTOR阻害薬：mammalian target of rapamycin inhibitor（哺乳類ラパマイシン標的タンパク質阻害薬）

癒状態にあると考えられてきた病態である。しかしながら，実際はHBVが肝臓内に存在していることが最近明らかとなり，このような症例に免疫抑制・化学療法を行った場合，HBV再増殖が起こりうること，およびHBs抗原が陽転し劇症肝炎を発症し死亡する率が高いことがすでに報告されている。このような背景を踏まえ，日本肝臓学会では「B型肝炎治療ガイドライン（図）」を作成，公開している[1]。その要点は，治療開始前には全例でHBs抗原を測定し，HBs抗原陰性例では1～3カ月に一度血中HBV DNAをモニタリングし，HBV再活性化がみられた場合，速やかに核酸アナログ製剤投与を含む適切な処置を行うことである。その際，免疫抑制作用のある抗腫瘍薬や免疫抑制薬はただちに中止しないことが推奨されている。

また，核酸アナログ製剤は，長期服用による薬剤耐性ウイルス出現のリスクがあるため，そのような耐性変異出現率の低いエンテカビル（バラクルード®）あるいは最近保険収載されたテノホビル（テノゼット®）による治療が第一選択として望ましい。一方，ラミブジン（ゼフィックス®）はその耐性変異出現率の高さから，またアデホビル（ヘプセラ®）は長期投与による腎障害発症リスクの観点から，同ガイドラインでは第一選択薬として推奨されていない。

薬剤性肝障害は定期的な採血にてある程度予測することが可能であり，薬剤の中止により改善することが多いが，HBV再活性化は致死的な劇症肝炎に至る可能性があり，腎癌患者を治療する泌尿器科医をはじめ，分子標的薬を扱う診療科医師すべてがガイドラインを熟知し，専門医と連携を図ることが肝要である。

文献

1) 日本肝臓学会 肝炎診療ガイドライン作成委員会編. B型肝炎治療ガイドライン（第2.1版）. 2015. http://www.jsh.or.jp/medical/guidelines/jsh_guidlines/hepatitis_b

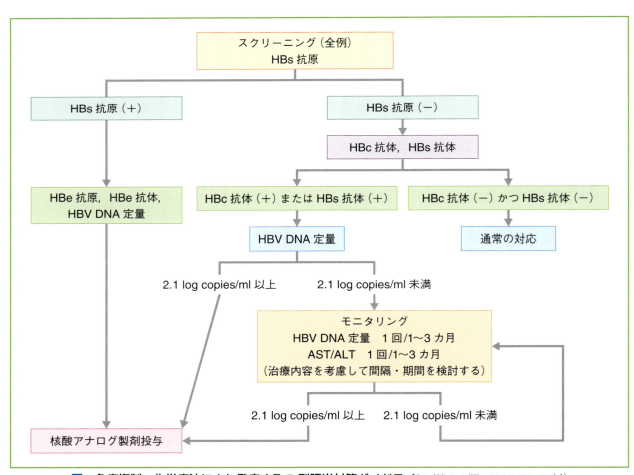

図 免疫抑制・化学療法により発症するB型肝炎対策ガイドライン（第2.1版, 2015: 71–72）[1]
（本図では原版の補足・注釈を省略。本ガイドライン使用に際しては原版の補足・注釈を参照
http://www.jsh.or.jp/medical/guidelines/jsh_guidlines/hepatitis_b）

HBs抗原：B型肝炎ウイルス（HBV）表面抗原
HBs抗体：B型肝炎ウイルス（HBV）表面抗体
HBc抗体：B型肝炎ウイルス（HBV）コア抗体

分子標的薬による腎機能障害対策

診察時の注意点

① 分子標的薬の投与開始前にスクリーニング検査として，試験紙による尿タンパク，尿潜血，血清クレアチニン（Cr）値，推定GFRまたは24時間Ccrを測定する。
② 投与開始前に，尿タンパク2+以上または腎機能低下（70歳未満ではGFR＜50 ml/分/1.73 m²，70歳以上ではGFR＜40 ml/分/1.73 m²）が認められる場合は，腎臓専門医に一度紹介する。
③ 投与中は月1回の頻度で，尿タンパク，血清Cr値を測定する。

治療開始基準

- 尿タンパクが2+以上となった場合には尿タンパク定量を行い，2.0 g/日以上（または2.0 g/gCr以上）であれば，分子標的薬の投与中止を検討する（図）。
- 血清Cr値が0.3 mg/dl以上または基礎値の1.5倍以上の上昇を示した場合は，急性腎障害を考え分子標的薬の投与中止を検討する。

治療法

尿タンパクや腎機能低下を直接回復させる薬剤はないため，分子標的薬の投与を中止することで，腎機能の回復を待つ。

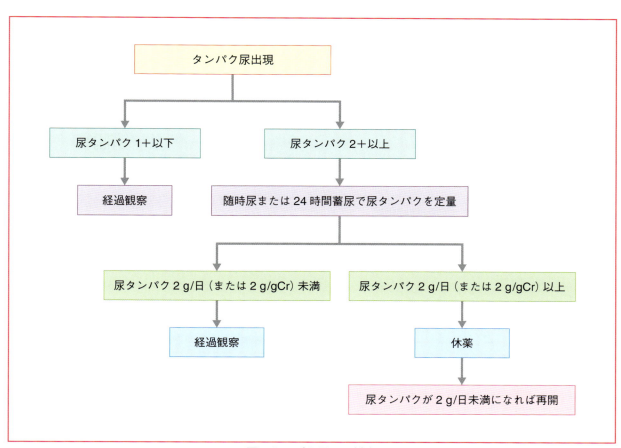

図　タンパク尿への対応

GFR：糸球体濾過量　　Ccr：クレアチニンクリアランス

分子標的治療における腎機能障害対策

今田 恒夫
山形大学医学部内科学第一講座准教授

はじめに

腎臓は体内で産生される物質とともに薬剤の排泄にも関与しているため，腎機能と薬剤の効果や安全性には密接な関係がある。分子標的薬を含む薬剤治療を行う場合は，腎機能障害の評価，予防，対処について知っておく必要がある。

腎機能障害の発生機序

一般的に薬剤治療でみられる腎機能障害として，薬剤による直接傷害作用と治療効果によって起こる二次的な影響がある（表1）。

1. 薬剤による腎臓への直接傷害

分子標的薬のなかでは，アキシチニブやリツキシマブは直接腎機能障害を起こすことが報告されている。また，検査や治療で使用される抗生剤，免疫抑制薬，非ステロイド性消炎鎮痛薬（NSAIDs），造影剤なども腎機能障害を起こしうる。アキシチニブでは，10%以上の頻度でタンパク尿，1～10%未満の頻度でクレアチニンクリアランス（Ccr）減少，尿酸増加，腎不全，頻尿，1%未満の頻度で血清クレアチニン（Cr）増加などが報告されている。

2. 尿細管閉塞による腎機能障害

糸球体から濾過または尿細管で分泌された薬剤が尿細管腔内で濃縮され析出することで，尿細管を閉塞させ腎機能を低下させることがある。

3. 腫瘍崩壊による腎機能障害

化学療法により大きな腫瘍が急激に崩壊し，カリウム，リン，尿酸などの細胞内成分が大量に血中に漏出するために起こる。腫瘍崩壊症候群（tumor lysis syndrome: TLS）と呼ばれ，高カリウム血症，高リン血症，高尿酸血症，低カルシウム血症を呈し，急性腎不全や不整脈などを引き起こす。

腎機能障害の評価法

腎機能の評価には，血液生化学検査，尿検査，画像検査などが用いられる（表2）。特に臨床的に注意すべき腎機能障害は，腎臓の濾過機能（糸球体濾過量）低下とタンパク尿である。

1. 腎臓全体の働きの評価

腎臓の濾過機能を示す指標には，尿量，血清Cr値や血清シスタチンC値などの血液検査指標，これらの血液検査指標から算出される糸球体濾過量（glomerular filtration rate: GFR）などがある。GFRの算出には，血清Cr値や血清シスタチンC値を用いる推算GFR（表3）と，Cockcroft-Gault式や24時間蓄尿によるCcrが用いられる（表4）。これらの式は目的に応じて使い分けられ，主に外来での簡便なスクリーニング検査としては推算GFRが，入院でのより正確な評価には24時間Ccrが用いられる。

健康診断などでは，血清Cr値から算出される

表1 腎機能障害の発生機序

1. 薬剤による直接傷害 　薬剤が腎動脈・糸球体・尿細管・集合管を直接傷害する
2. 尿細管の閉塞 　薬剤が尿細管内で濃縮・析出し尿細管を閉塞させる
3. 腫瘍の崩壊（腫瘍崩壊症候群：tumor lysis syndrome） 　治療により腫瘍が崩壊し，血管内へ漏出した細胞内成分が腎障害を起こす

表 2 腎機能障害の部位と評価方法

部位	評価方法
腎臓全体の働き	尿量
	血清 Cr 値，血清シスタチン C 値
	糸球体濾過量（推算 GFR または Ccr）
腎血流・腎機能の左右差	レノグラム，エコー
糸球体	尿タンパク
近位尿細管	尿中 β_2 ミクログロブリン（β_2-MG）
	尿中アセチルグルコサミニダーゼ（NAG）
遠位尿細管・集合管	尿浸透圧・尿比重

表 3 推算 GFR（eGFR）

血清 Cr 値または血清シスタチン C（Cys-C）値から，eGFRcreat または eGFRcys を算出する。これらは腎臓の濾過機能を標準体表面積（1.73 m^2）当たりに補正した値である。

男性
$$\text{eGFRcreat (ml/分/1.73 m}^2\text{)} = 194 \times \text{Cr}^{-1.094} \times \text{年齢}^{-0.287}$$
$$\text{eGFRcys (ml/分/1.73 m}^2\text{)} = (104 \times \text{Cys-C}^{-1.019} \times 0.996^{\text{年齢}}) - 8$$

女性
$$\text{eGFRcreat (ml/分/1.73 m}^2\text{)} = 194 \times \text{Cr}^{-1.094} \times \text{年齢}^{-0.287} \times 0.739$$
$$\text{eGFRcys (ml/分/1.73 m}^2\text{)} = (104 \times \text{Cys-C}^{-1.019} \times 0.996^{\text{年齢}} \times 0.929) - 8$$

表 4 クレアチニンクリアランス（Ccr）

体表面積補正をしない，実際の腎臓の濾過機能を示す値である。

Cockcroft-Gault 式
$$\text{Ccr (ml/分)} = \frac{(140 - \text{年齢}) \times \text{体重 (kg)} \,[\text{女性では} \times 0.85]}{\text{血清 Cr (mg/dl)} \times 72}$$

24 時間 Ccr
$$\text{Ccr (ml/分)} = \frac{\text{尿 Cr (mg/dl)} \times \text{尿量 (ml/日)}}{\text{血清 Cr (mg/dl)} \times 1,440 \,(\text{分/日})}$$

eGFRcreat 値が用いられる。しかし，Cr は筋肉の分解産物であるため，筋肉量が少ない例では腎機能を実際よりも過大に評価する可能性がある。るいそうや下肢切断例では，血清シスタチン C 値を用いた eGFRcys 値のほうがより正確である。ただし，これらの eGFR 値は体格にかかわらず評価できるように標準の体表面積（1.73 m^2）当たりに換算された値である。Cockcroft-Gault 式では体表面積補正をしない値が得られるが，eGFRcreat や eGFRcys と同様にあくまで推算値である。

よって，薬物療法の際には各症例の実際の腎機能を示す 24 時間蓄尿による Ccr を用いることが望ましい。ただし，24 時間 Ccr では不完全な蓄尿で誤差が生じる，尿細管で Cr が分泌されるため実測 GFR より高い値をとる，などの点に注意が必要である。

2. 腎臓各部位の障害の評価

腎臓の各部位の障害は，主に尿検査により判定される。糸球体障害では尿タンパク，近位尿細管障害では尿中 β_2 ミクログロブリン（β_2-MG）や尿中アセチルグルコサミニダーゼ（NAG），遠位尿細管障害では尿浸透圧や尿比重などが指標となる。腎血流や腎機能の左右差の評価には，レノグラムやエコーなどの画像検査が行われる。

尿タンパクのスクリーニングとして通常行われる試験紙法による判定は，尿濃度の影響を受けて希釈尿では過小評価，濃縮尿では過大評価となりやすい。より正確な評価のためには，24 時間蓄尿または随時尿では尿 Cr 値による濃度補正を行い判定することが勧められる。

一般的に尿タンパク 1+ 以上（または 0.15 g/gCr 以上）をタンパク尿陽性と判定する[1]。しかし，

表5 AKIの診断（AKIN分類）[2]

ステージ	48時間での血清Cr変化	尿量
1	血清Cr値上昇≧0.3 mg/dl または血清Cr値上昇（基礎値の1.5～2倍）	6時間以上にわたって0.5 ml/kg/時間以下
2	血清Cr値上昇（基礎値の2～3倍）	12時間以上にわたって0.5 ml/kg/時間以下
3	血清Cr値上昇（基礎値の>3倍） または血清Cr値上昇0.5 mg/dlを伴って血清Cr値≧4 mg/dl	24時間以上にわたって0.3 ml/kg/時間以下 または12時間以上にわたって無尿

高血圧や糖尿病などの疾患をもつ症例や高齢者では，治療前から軽度のタンパク尿を呈することがあり，尿タンパク1+以下であれば経過観察としてよい。化学療法の継続・中止について判断が必要になる尿タンパクのレベルについて確立された基準はないが，おおむね尿タンパク2+（2.0 g/gCr）以上を中止の目安とすることが多い。

対策

薬剤治療中の腎機能障害の対策として，
① 腎機能障害の予防，
② 腎機能障害の早期発見と薬剤の中止または減量，
③ 腎機能障害が回復するまでの保存的治療，
があげられる。

1．腎機能障害の予防

1）薬剤投与量の調節

ソラフェニブ，スニチニブなど，多くの分子標的薬は，肝臓で代謝された後，肝臓と腎臓で排泄されるため，腎機能障害があっても通常量の使用は可能である。しかし，腎排泄の割合が高い薬剤を腎機能障害例に使用するときは，薬剤の排泄遅延により毒性が増強されることがあるため，投与量を調節する必要がある。

2）補液と利尿

薬剤による直接的傷害，尿細管閉塞による腎機能障害，腫瘍崩壊症候群など，いずれの原因による場合でも，最も有効な腎機能障害の予防法は，十分な補液と利尿による尿量の確保である。脱水状態での分子標的薬，造影剤，抗生剤，NSAIDsなどの使用は，薬剤による腎障害のリスクを増加させるため，極力避けるべきである。

また，尿酸による腎機能障害の予防として，血中・尿中の尿酸濃度を低下させる尿酸産生抑制薬アロプリノールの投与が行われるが，アロプリノール自体が腎障害を引き起こすこともあるため注意が必要である。

2．腎機能障害の早期発見

治療期間中は月1回の頻度で尿タンパク，血清Cr値を測定し，① 尿タンパク2+以上，② 血清Cr値の0.3 mg/dl以上または基礎値の1.5倍以上の上昇，のいずれかがみられた場合には障害の程度に応じて対応する。

近年，急性腎障害（acute kidney injury: AKI）という概念が提唱され，AKIを早期に診断するために，AKIN（Acute Kidney Injury Network）分類による診断基準が用いられている（表5）。AKIのステージが高度であるほど，予後不良であることが報告されている[2,3]。

3．腎機能障害発生時の対処

1）タンパク尿

尿タンパクが2+以上となった場合には尿タンパク定量を行い，2.0 g/日以上（または2.0 g/gCr以上）であれば薬剤投与を中止する。しかし，高度尿タンパクによるネフローゼ症候群を伴わなければ，薬剤を中止せずに経過をみながら使用可能であることが多い。

2）血清Cr値上昇

分子標的薬による血清Cr値上昇が発生した場合は，薬剤の使用を一時中止し，障害がさらに進行するか注意深く観察する。

腎機能障害の詳細な発生機序はいまだ明らかで

なく，腎障害を回復させる特異的な治療も確立されていないため，まずは保存的治療を行う．頻度の高い尿細管障害による場合は，血液透析が必要となるほどの重篤な腎機能障害が起こることはまれであり，一般的に1～2週間で自然に回復することが多い．

文献

1) 日本腎臓学会編. CKD診療ガイド 2012. 東京医学社, 2012: 25-28
2) Mehta RL et al. Acute Kidney Injury Network: report of an initiative to improve outcomes in acute kidney injury. *Crit Care* 2007; 11: R31
3) Himmelfarb J, Ikizler TA. Acute kidney injury: changing lexicography, definitions, and epidemiology. *Kidney Int* 2007; 71: 971-976

分子標的薬による間質性肺炎対策

対象

次の患者は mTOR 阻害薬による治療の対象外とする。
- 間質性肺炎のある患者（既往も含む）
- GOLD 3 以上の COPD 患者
- 現喫煙者
- 100 m 歩行程度の日常動作でも息切れを生じる症例

スクリーニング

mTOR 阻害薬投与前にスクリーニングとして以下の検査を施行しておく。
① 胸部 CT
② 胸部 X 線写真
③ 呼吸機能
④ KL-6（間質性肺炎活動性の指標）
⑤ SPD（間質性肺炎活動性の指標）
⑥ β-D-グルカン（真菌感染症・カリニ肺炎のマーカー）
⑦ CMV 抗原（サイトメガロウイルス肺炎のスクリーニング）
　以上の検査を施行後，投与前に呼吸器内科を受診する。

フォローアップ

① 胸部 X 線写真撮影：入院中は週 1 回行い，翌日，呼吸器内科受診。1 カ月目から半年後までは月 1 回，半年後以降は 3 カ月ごとに施行
② 胸部 CT
③ 採血検査（KL-6, CMV 抗原, β-D-グルカン）
④ 呼吸機能
②③④：投与開始後 3 カ月までは月 1 回施行する。さらに投与開始 6 カ月後に施行し，以後半年ごとに施行

呼吸器内科受診のタイミング

① 乾性咳嗽や呼吸困難，発熱などの臨床症状が認められた場合
② 胸部 CT や胸部 X 線写真で異常所見が出た場合
- 「アフィニトール®適正使用ガイド」[1]に従い，必要なら薬剤投与を中止の上，受診
- 休薬後も症状が悪化する場合や重症例ではステロイド療法

文献

1) ノバルティスファーマ株式会社. アフィニトール®適正使用ガイド. 2015

mTOR 阻害薬：mammalian target of rapamycin inhibitor（哺乳類ラパマイシン標的タンパク質阻害薬）
GOLD：Global Initiative for Chronic Obstructive Lung Disease〔GOLD 3 は重度の気流閉塞を伴う COPD に相当する〕

分子標的治療における肺障害対策

柴田 陽光
山形大学医学部内科学第一講座講師（病院教授）

はじめに

　腎細胞癌治療において，いくつかの分子標的療法が可能になってきているが，それに伴い新たな副作用への対策が要求されるようになってきている。mTOR阻害薬であるエベロリムス（アフィニトール®）は，スニチニブ（スーテント®），ソラフェニブ（ネクサバール®）などの従来の腎細胞癌治療の無効症例に対する薬剤として使用される[1]。このような進行腎細胞癌症例においても延命が期待できるようになったことは，患者にとって大きな福音であろう。しかし，同時にエベロリムスは高率に急性肺障害を合併することが報告されており，使用に際してはエベロリムス使用前に肺障害のリスクを十分に評価し，細心の注意が必要である[1]。

　最近，日本国内での販売開始後の市販後調査を経て日本人におけるエベロリムス肺障害の発症頻度やその重症度などの情報が示された[2]。それによればエベロリムスは一定の取り決めに従って投与されれば，肺障害に関しては日本人においても忍容性が示されたと考えられる。

　本項においては，エベロリムスによる肺障害に焦点を絞り，山形大学医学部附属病院で行っているエベロリムスの肺障害対策を紹介したい。

1. エベロリムスでの肺障害

　薬剤性肺障害には，その肺毒性による直接的な障害によるものと，免疫学的な機序による間接的な障害によるものに大別される。特徴的な臨床所見としては咳嗽，呼吸苦，発熱であり，進行例では低酸素血症を認めることになる。画像所見としては特に肺CTにて，両肺のびまん性あるいは斑状のスリガラス状陰影，浸潤影といった間質性肺炎像が確認されるが，心不全，癌性リンパ管症，肺感染症との鑑別が必要となる。

　近年，肺癌に関する分子標的薬として，ゲフィチニブ，エルロチニブなどのEGFRチロシンキナーゼ阻害薬による薬剤性肺障害が広く報告されている[3]。その治療効果はEGFR遺伝子変異を伴う肺癌患者に関しては劇的に改善することが知られている[4]（図1）。しかし，その一方で，約4％の症例で薬剤性肺障害が発症し，そのうちの30％程度の症例は死の転帰に至ることが理解されるようになった[5]（図2）。EGFRチロシンキナーゼ阻害薬による薬剤性肺障害は，投与開始前から全身状態の不良な症例，間質性肺炎を有する症例，COPDや癌性リンパ管症などによって正常な肺構造が保たれていない症例，喫煙者に発症しやすいことが知られている[5]。

　エベロリムスの臨床試験（RECORD-1）において，その投薬によって半数近くの症例にCTで間質性肺疾患の所見を認め，有害事象として報告された間質性肺疾患の頻度は11.7％（32/274），うちGrade 3と4は3.3％にのぼった[1]。しかし，特徴的な点は，画像所見のみで臨床所見を認めない症例も多く認め，そのような症例（Grade 1）では，厳重な経過観察のもとで症状の出現がない限り治療継続が可能であったということである[1,6]。2010年から2012年にかけて行われた市販後調査の中間報告では，安全性解析対象となった1,067

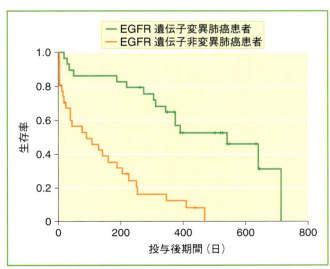

図1 EGFR遺伝子変異を有する肺癌に対するゲフィチニブの効果[4]

COPD：慢性閉塞性肺疾患　　SPD：サーファクタントプロテインD　　CMV：サイトメガロウイルス
EGFR：上皮増殖因子受容体

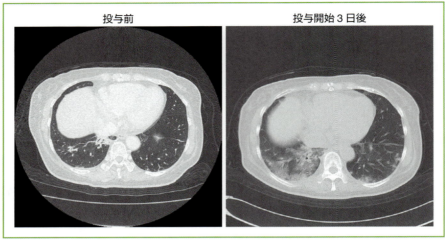

図2 EGFRチロシンキナーゼ阻害薬による薬剤性肺障害のCT画像

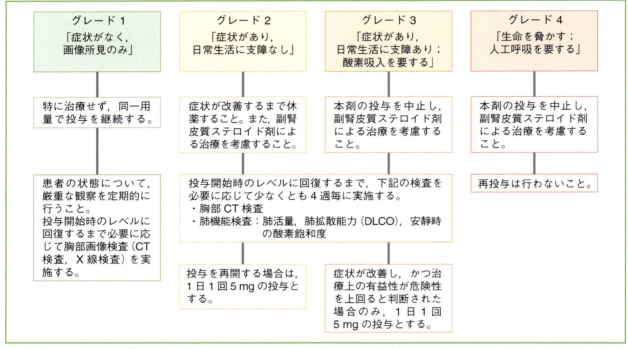

図3 「アフィニトール®適正使用ガイド」[8]での減量，休薬および治療基準
詳細は本ガイドブックを参照（http://product.novartis.co.jp/afi/tg/tg_afircc_201503.pdf）

例のうち，間質性肺疾患の発現は244例（22.9%）であり，その内訳はGrade 1は75例（30.7%），Grade 2は87例（35.7%），Grade 3は67例（27.5%），Grade 4は4例（1.6%），Grade 5（死亡）は7例（2.9%）であった[2]。

通常は薬剤性肺障害が発症した際には，その起因薬剤は原則中止という方針が一般的である。しかし，これまでの臨床試験のデータから，一般的にmTOR阻害薬による薬剤性肺炎は気管支肺胞洗浄上リンパ球主体で，可逆的であると考えられており，実際副腎皮質ステロイドの投与で改善するという報告がある[7]。「アフィニトール®適正使用ガイド」[8]に肺障害が発症した際の対応についてまとめられている（図3）。これはノバルティスファーマ社から独立して設置された本薬剤の安全性評価委員会が主に海外のデータをもとにオーソライズしているものである。ただし注意すべきは，日本人には特発性肺線維症の急性増悪やゲフィチニブによる急性肺障害の発症率が高く，間質性肺炎が重症化しやすい人種であると考えられていることから（図4）[9]，日本人においても症例の蓄積が必要と考えられていた。

GOLD：Global Initiative for Chronic Obstructive Lung Disease〔GOLD 3は重度の気流閉塞を伴うCOPDに相当する〕
FEV_1：1秒量　　　　FVC：努力性肺活量　　　　FEV_1%：1秒率（FEV_1/FVC）　　　VC：肺活量

市販後の特定使用成績調査の中間報告によると，間質性肺炎を発症した245例のうち166例（67.8％）は回復または軽快し，64例（26.1％）が陰影残存のまま未回復，1例（0.4％）が後遺症を残し，7例（2.9％）が死亡に至ったとのことである[2]。Grade 1に注目してみると，その68例にアフィニトールの投与が継続され，その結果，回復・軽快したのは33例（48.5％），陰影は未回復であるが悪化を認めなかったものは25例（36.8％），Grade 2もしくは3に悪化したものは9例（13.2％）で，Grade 4と5は認めなかった。悪化した9例もその後回復・軽快したものが7例（10.3％）で，さらなる悪化はしなかった未回復例は2例（2.9％）であった。本データをみる限りでは，「アフィニトール®適正使用ガイド」[8]の減量・休薬の基準は許容できるようである。しかし，エベロリムス投与で2.9％の間質性肺炎による死亡例が生じていることはやはり見過ごすわけにはいかず，本剤の投与開始前には十分なインフォームドコンセントが必要である。

2. 投与開始前の評価

当院ではエベロリムス投与から除外される症例は以下のように定めている。
- 間質性肺疾患を認める患者
- GOLD 3以上のCOPD患者（$FEV_1/FVC<0.7$ かつ $FEV_1\%$ predicted$<50\%$）
- 現喫煙者
- 100 m歩行程度の日常動作でも息切れを生じる症例

既存の間質性肺炎は臨床試験においても，エベロリムスによる肺障害のリスクとなることが報告されている。COPDと現喫煙者に関するエビデンスはないが，COPDに関しては肺機能の予備力が低下していることから，現時点では当院では投与から除外することにしている。さらに，本薬剤の治療を受ける上で，禁煙を守れない症例は治療対象としてふさわしくないと考えられるため除外することにしている。この他に上記の対象以外でも，日常動作を行う際に強い息切れを生じる症例は投与から除外されるべきと考える。

投与開始前のスクリーニング項目を以下にまとめる。
- 胸部単純X線写真
- 胸部CT検査
- 動脈血液ガス分析もしくはSpO_2測定
- 呼吸機能検査（VC，FVC，FEV_1，DLCO）
- KL-6（間質性肺炎活動性の指標）
- SPD（間質性肺炎活動性の指標）
- β-D-グルカン（真菌感染症・カリニ肺炎のマーカー）
- Cytomegalovirus（CMV）antigenemia（サイトメガロウイルス肺炎のマーカー）

これらの検査で異常所見が認められる際には，原因検索を行う。さらに，上記の検査所見をもとに，エベロリムスの投薬が可能かどうか，呼吸器内科専門医に事前にコンサルトするように定めている。

3. エベロリムス投与患者の薬剤性肺障害のフォローアップ

エベロリムスによる間質性肺炎の発症時期は投与開始2週間から3カ月目ぐらいまでが多いと考えられている[2]。よって投与開始初期（1カ月まで）は，可能であれば入院による経過観察を行い，以後外来で慎重にフォローするのが望ましい。

入院中は毎日主治医による呼吸器症状の観察，肺野の聴診（**図5**），SpO_2の測定を行い，週一度，胸部単純X線検査を施行し，呼吸器内科専門医の診察を受けるように定めている。間質性肺炎病初期は胸部単純X線写真では明らかな悪化として捉えられないことが多いので，丹念に聴診を行

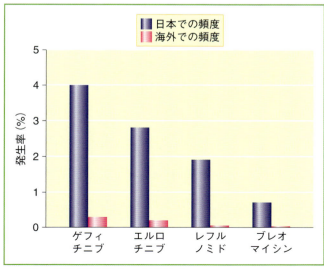

図4 薬剤性肺障害の人種差[9]
日本人に起こりやすい。
（Azuma A, Kudoh S. *Japan Med Assoc J* 2007; 50: 405–411）

SpO_2：経皮的動脈血酸素飽和度（パルスオキシメーターにより計測した動脈血酸素飽和度）
SPD：サーファクタントプロテインD
DLCO：肺一酸化炭素拡散能

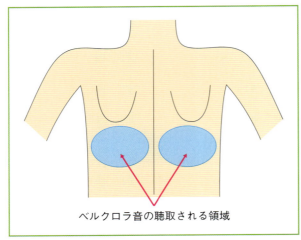

図5 捻髪音（ベルクロラ音）聴取法
間質性肺炎の際には，捻髪音（ベルクロラ音）がしばしば聴取され，胸部単純X線写真では判別できない薬剤性肺障害の早期発見につながることもある。図に示すような肺底部から側胸部にわたる領域に，聴診器を当て深呼吸を促すと，吸気時に"プチプチ"あるいは"バリバリ"という音が聴取される。

血，呼吸機能）も，月に1回施行するのが望ましい。胸部単純X線検査は開始後3〜6カ月後までは月に一度行い，その後は3カ月ごとに行う。前出のスクリーニング項目は開始6カ月後にも行い，以後半年ごとに行う。

フォローアップの際に，乾性咳嗽，呼吸困難，発熱などの臨床症状が生じた場合には，できるだけ速やかに，呼吸器内科専門医に紹介し，胸部CT検査などの予定外の実施が必要かどうかの判断を仰ぐ。有害事象としての間質性肺炎が認められた場合は，患者の状態とリスクとベネフィットを考慮して，「アフィニトール®適正使用ガイド」[8]をもとに本剤投与の継続・減量・中止を決定する。肺野の陰影は薬剤性肺障害であれば，副腎皮質ステロイドの投与を行うが，*Pneumocystis jirovecii* やサイトメガロウイルス（CMV）などの日和見感染症の除外も必要である。よって状況に応じて，気管支肺胞洗浄検査の施行も検討する。エベロリムス投与を継続する際には，間質性肺炎の悪化によって死の転帰をとる可能性があることも説明した

い，新たな肺雑音が出現していないか診察する。さらに，投与開始後から3カ月目までは，胸部単純X線検査以外のスクリーニング項目（CT，採

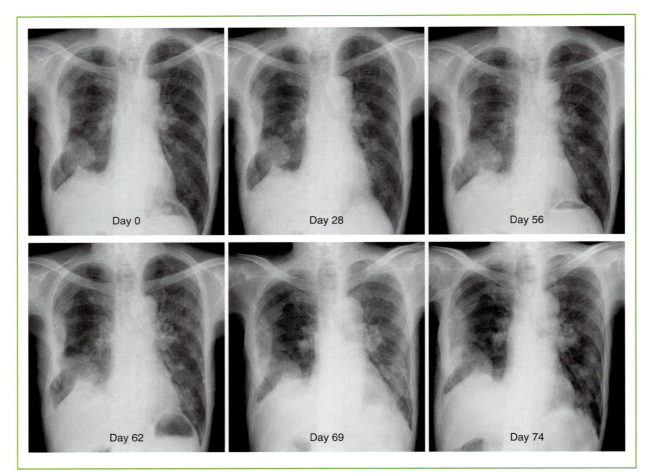

図6 エベロリムス投与症例の胸部X線写真（山形大学医学部附属病院例）

上で，患者の治療継続意思を確認する必要がある。

4. 当院でのエベロリムスによる肺障害の症例

症例は60歳代の男性。2005年から腎細胞癌にてこれまで右腎摘出術のほか，転移性肺腫瘍切除術，インターフェロン，スニチニブ，ソラフェニブの投与といった治療が行われてきたが，転移性腫瘍病変の増大が認められたため，エベロリムス10 mg/dayの投与がDay 1から開始された。しかし，Day 22に胸部単純X線写真（図6）での新たな陰影出現はなかったものの，聴診所見の悪化

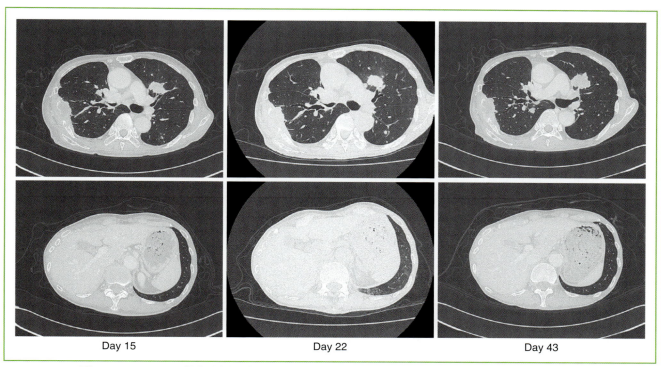

図7 エベロリムス投与症例の胸部CT写真：Day 43まで（山形大学医学部附属病院例）

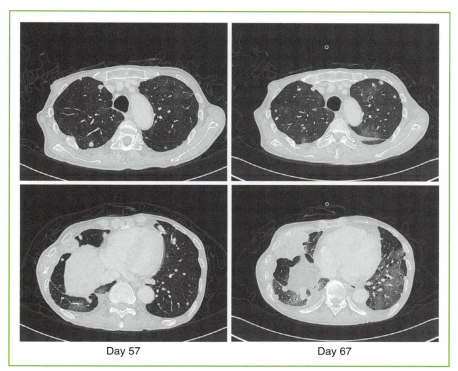

図8 エベロリムス投与症例の胸部CT写真：Day 57以降（山形大学医学部附属病院例）

41

(捻髪音の出現)が認められた。胸部CT検査にて肺野に新たなスリガラス状陰影の出現が観察され(図7)，KL-6の上昇が認められた。呼吸器症状の増悪はなかったが，もともと肺転移巣が大きく全身状態もすぐれなかったため，エベロリムスは休薬され，プレドニゾロン(PSL) 40 mg/day 投与が開始された。その結果，胸部CTでの陰影は軽快したが(図7)，患者からの強い要望もあり，Day 36 より PSL 20 mg/day 併用下でエベロリムス 10 mg/day の投与が再開された。Day 56 に歩行時の呼吸苦と聴診での捻髪音の出現，胸部CT上肺野に新たなスリガラス状陰影の出現を指摘されたため(図8)，エベロリムスは再び投与中止となった。低酸素血症も認められたので，酸素吸入が開始され，PSL は 60 mg/day に増量された。Cytomegalovirus antigenemia は陰性であったが，KL-6 と β-D-グルカンの著明な上昇が認められ，Pneumocystis jirovecii 感染も疑われた。ST合剤内服と PSL 内服を行い，その結果，肺野陰影は再び改善した(Day 74)(図6)。

最後に

エベロリムスをはじめとした mTOR 阻害薬は，従来の治療が無効であった進行腎細胞癌症例の生存延長が期待できるという利点を有する薬剤である。しかし，多くの症例で薬剤性肺障害が発症するということで使い方を誤ると，患者に多大な不利益をもたらす可能性もあることは忘れてはならない。

エベロリムスによる薬剤性肺障害は 22.9% と高率に発症するが，その多くは休薬やステロイドホルモン投与によっておおむねコントロール可能であるともいえる。しかし，肺癌に対する EGFR 阻害薬ゲフィチニブでは薬剤性肺障害発症率は 5.8%，死亡率は 2.3% と見積もられており[10]，本薬剤による薬剤性肺障害はゲフィチニブと比較して軽いことが多いが，同程度に薬剤性肺障害死が生じる(2.9%)という事実も決して忘れてはならない。よって，事前に既存する呼吸器疾患などのスクリーニングを十分に行い，本剤投与の可否を見極めてゆくことが肝要である。

文献

1) Motzer RJ et al. Efficacy of everolimus in advanced renal cell carcinoma: a double-blind, randomised, placebo-controlled phase III trial. *Lancet* 2008; 372: 449-456
2) ノバルティスファーマ株式会社. アフィニトール® 錠 根治切除不能又は転移性の腎細胞癌 特定使用成績調査の中間報告(2012 年 3 月 31 日までの集積症例より). 2014
3) Inoue A et al. Severe acute interstitial pneumonia and gefitinib. *Lancet* 2003; 361: 137-139
4) Inoue A et al. First-line gefitinib for patients with advanced non-small-cell lung cancer harboring epidermal growth factor receptor mutations without indication for chemotherapy. *J Clin Oncol* 2009; 27: 1394-1400
5) Kudoh S et al. Interstitial lung disease in Japanese patients with lung cancer: a cohort and nested case-control study. *Am J Respir Crit Care Med* 2008; 177: 1348-1357
6) White DA et al. Characterization of pneumonitis in patients with advanced non-small cell lung cancer treated with everolimus (RAD001). *J Thorac Oncol* 2009; 4: 1357-1363
7) Bouvier G et al. Everolimus associated interstitial pneumonitis: 3 case reports. *Respir Med CME* 2009; 2: 181-184
8) ノバルティスファーマ株式会社. アフィニトール® 適正使用ガイド. 2015 (http://product.novartis.co.jp/afi/tg/tg_afircc_201503.pdf)
9) 萩原弘一. 薬剤性肺障害—日本人における特性. 治療学 2010; 44: 79-81
10) アストラゼネカ株式会社. イレッサ® 錠 250 (添付文書 第 24 版). 2015

mTOR 阻害薬：mammalian target of rapamycin inhibitor(哺乳類ラパマイシン標的タンパク質阻害薬)

分子標的薬 投与患者に対する看護

- 手足症候群のフットケア・ハンドケア............p. 44
- 分子標的薬を服薬中のスキンケアについて........p. 49
- 口内炎のマネージメント........................p. 50
- 分子標的治療時の看護基準......................p. 56
- 分子標的治療時の標準看護計画..................p. 65
- おくすりダイアリー............................p. 68
- 組織横断的に行う分子標的薬投与患者の看護......p. 69

分子標的薬投与患者に対する看護

手足症候群のフットケア・ハンドケア

太田 昭子　山形大学医学部附属病院治験管理センターCRC
大沢 幸子　山形大学医学部附属病院治験管理センターCRC

はじめに

　近年，分子標的薬の治療を受ける患者が著しく増加しており，副作用対策が重要視されている。重要な副作用のひとつに，手足症候群（HFS）があげられる。

　当院では，統一した患者アセスメントと適切なセルフケアの指導を行うために，「YURCCパッケージ」のマニュアルを活用している。

　以下にこの取り組みについてまとめた。

　手足症候群はチロシンキナーゼ阻害薬（TKI）において高頻度に発現する副作用であり，最近の添付文書では，ネクサバール® 67.3%，スーテント® 68.8%，インライタ® 20.7%，ヴォトリエント® 20.7% と高い発症率が報告されている。mTOR 阻害薬での発症は少ない。

1. 手足症候群（hand-foot syndrome: HFS）とは

　症状としては，手足や指先，足底などの四肢末端部に，しびれ，皮膚知覚過敏，ヒリヒリ感・チクチク感，発赤・色素沈着，腫脹などがある。ひどくなると，潰瘍や水疱，激痛を伴い，歩行障害，ものがつかめないなど，日常生活が遂行できなくなることもある。

　HFS に関しては，患者自身の自己管理で対処可能なことが多く，適切な指導とケアが必要である。〔p.49「分子標的薬を服薬中のスキンケアについて」参照〕

　爪の変形，脆弱化は，頻度は低いがチロシンキナーゼ阻害薬，mTOR 阻害薬ともに発症する。皮膚破損の原因ともなり，日常生活にも支障をきたす症状である。

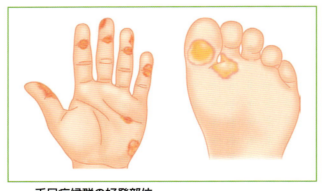

手足症候群の好発部位
ネクサバール総合情報サイト（バイエル薬品株式会社）より
(http://www.nexavar.jp/patient/rcc/nex_aftereffect1.html)

> グレードが軽度であっても，患者さんのQOLは著しく低下します。

2. 症状の程度とは

　症状の程度は，言葉で表現するには個人差があり難しい。そのため，当院では CTCAE v4.0 のグレード表（有害事象共通用語規準 v4.0 日本語訳 JCOG 版，右ページ参照）を用いて評価している。

mTOR 阻害薬：mammalian target of rapamycin inhibitor（哺乳類ラパマイシン標的タンパク質阻害薬）
CTCAE：Common Terminology Criteria for Adverse Events（有害事象共通用語規準）〔米国 National Cancer Institute（NCI）による評価規準〕

CTCAE v4.0-JCOG（有害事象共通用語規準 v4.0 日本語訳 JCOG 版）[1]

Term 日本語	Grade 1	Grade 2	Grade 3	Grade 4	Grade 5	【注釈】
手掌・足底発赤知覚不全症候群	疼痛を伴わないわずかな皮膚の変化または皮膚炎(例:紅斑, 浮腫, 角質増殖症)	疼痛を伴う皮膚の変化(例:角層剥離, 水疱, 出血, 浮腫, 角質増殖症);身の回り以外の日常生活動作の制限	疼痛を伴う高度の皮膚の変化(例:角層剥離, 水疱, 出血, 浮腫, 角質増殖症);身の回りの日常生活動作の制限	―	―	手掌や足底の, 発赤, 著しい不快感, 腫脹, うずき

3. 実際の看護ケアとは

●内服前の観察ポイント●

① 手・足の皮膚, 爪の観察を行う。
（胼胝や角質の部分は HFS を誘発しやすい。）

② 普段の手足のケア状況を把握する。
（普段からハンドクリームでの保湿が重要。夜間に木綿の手袋や靴下を着用するのがよい。）

③ 日常生活での手・足への負担の有無を確認する。
（立ち仕事や手に力が入りやすい職業は注意。また, 履物の選び方も指導が必要。）

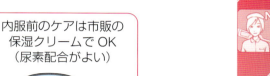

内服前のケアは市販の保湿クリームで OK（尿素配合がよい）

●内服時の観察ポイント●

① HFS は投与後 3〜4 週間で発症することが多い。再燃を繰り返すことがある。

② 症状の程度（CTCAE グレード表参照）を把握し担当医に報告する。

③ 除圧, 保湿の指導を行う。
（履物：しめつけない, 柔らかい素材のものを選ぶ。
　　　　痛みがある場合は, 足底に衝撃吸収素材やスポンジ素材を使用。）

④ 軟膏塗布の指導を行う。軟膏塗布は 1 日 2 回程度でよい。
（症状がひどいところにはステロイド軟膏, 予防には保湿クリームと使い分ける。）
- 患者は, 軟膏はベトベトするため嫌がる場合もあるが, 必要性を十分理解してもらうことも重要。

薬剤名	
保湿および皮膚軟化剤	尿素軟膏（ウレパール®, ケラチナミン®, パスタロン®, アセチロール® など）
	サリチル酸ワセリン®
	ヘパリン類似物質（ヒルドイド®）
	ニュートロジーナ®
ステロイド外用剤	Very strong クラスの副腎皮質ステロイド外用剤。軟膏を用いる。紅斑・疼痛の強い, 中等〜重症に用いる。白癬などの感染症を増悪させることがある。角化性足白癬などでは鑑別が難しい。

⑤ 患部を温めないように指導する。
（長時間の入浴や水仕事などの家事はできるだけ避ける。また, 患部に痛みがあるときは, 冷やす。）

JCOG：Japan Clinical Oncology Group（日本臨床腫瘍研究グループ）

⑥ 爪が割れて傷をつけるようであれば，爪切りは使用せず，やすりで整え，水絆創膏や透明のマニキュアで保護する。

⑦ 自己判断せず，症状がひどい場合はすぐに受診するように指導する。
（症状は，休薬や減量にて軽減することが多い。）

●専門医紹介のポイント●

中等度以上の皮膚変化がある場合，保湿クリームや消炎鎮痛剤などで対処できない疼痛，感覚異常を認めた場合，または角質除去や胼胝処置などの処置を必要とする場合は，皮膚科専門医にコンサルトしている。

4．実際の症例紹介

症例1　スーテント® 内服開始前のアセスメントで胼胝を発見した症例

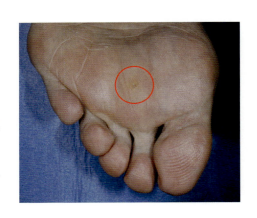

看護介入

内服前に皮膚状態のアセスメントを行った際，胼胝に気づき，皮膚科にて処置。その後，内服を開始した。

内服前にはパンフレットを使って指導した。〔「お薬の説明」の章 p.71〜120 参照〕

ポイント　胼胝や角質化や白癬は，HFSを誘発する。
そのためにも，内服前から皮膚の状態を観察することが大切である。
また，常に保湿クリームでケアすることを指導する。

症例2　スーテント® 内服1週間後に足底に水疱を形成し休薬となった症例

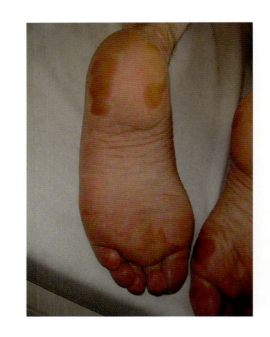

看護介入

足底加重部に過角化，水疱を形成。左1趾にも水疱形成を認めた。

スポンジ素材のマットを足の形や患部に合わせ，靴底に敷くことで除圧を試みた。

また，窮屈な革靴などを履かないように指導した。

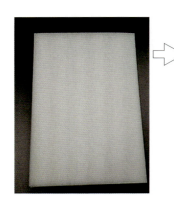 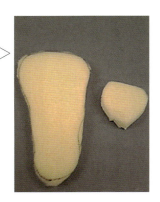

手足症候群のフットケア・ハンドケア

できるだけ患部に負担をかけないような履物を促す。
また，スポンジ素材のマットなどを使用し除圧を行う。
休薬により症状は緩和されるが，セルフケアも重要になってくる。

症例 3

ネクサバール®内服2サイクル。圧迫と密封が原因で悪化した症例

経過

保湿クリームを塗布し絆創膏を貼りながら，家事（水仕事）や立ち仕事を行っていたが痛みに耐えられず来院した。〔生活アセスメントより〕

過度の密封と圧迫がHFSを悪化させてしまった。皮膚科医師の診察を受け，ステロイド軟膏と休薬。

看護介入

家族に家事の協力を依頼した。また，履物にスポンジマットの使用を指導し，1週間後，症状は軽快した。

現在もネクサバールの内服を継続中。HFSのセルフケアは，しっかりマスターされた。

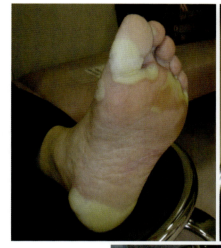
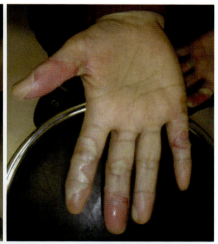
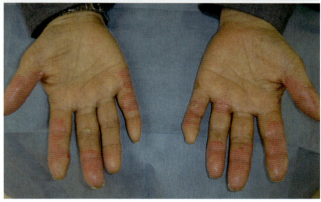

絆創膏の使用による圧迫など，間違ったセルフケアによりHFSの症状が悪化〔写真上〕。休薬により症状は軽快した〔写真下〕。

内服前にHFS指導を行っていたが，自己判断で誤った処置を行い悪化した事例である。
患者がセルフケアできるようにパンフレットに圧迫や密封が悪化の要因であることも追加した。

5. HFSの看護ケアの重要性とは

これまで紹介してきたように，HFSは分子標的薬による副作用のうち，頻度が高いものである。

多くの場合，減量・休薬で症状は軽減するが，患者は突然出現した痛みと皮膚の変化，QOLの低下に驚きと不安を抱く。このような患者の苦痛を共感・理解した上で，適切な対処法を指導し，セルフケアの重要性を伝えていかなければならない。担当医とともに，看護者も細やかな観察とセルフケアの指導が求められている。

現在はより専門的な患者指導を行うために，皮膚・排泄ケア認定看護師とHFSの情報交換を

行うことが可能となった。

　また，患者は休薬や減量といった処置に，病状の進行やHFSがまた出現するかもしれないという恐怖を感じることが多い。しかし，これらの処置は分子標的薬を効果的に服用するために重要なことである。患者自身が正しいセルフケアを実践できるように関わることが看護師の役割と考える。

参考文献

1) JCOG. 有害事象共通用語規準 v4.0 日本語訳 JCOG 版（CTCAE v4.0-JCOG），http://www.jcog.jp/doctor/tool/CTCAEv4J_20150910.pdf. 2009
2) 山形大学医学部附属病院チーム YURCC. 分子標的薬による皮膚障害対策 ― YURCC パッケージ ver. 1.2. 2009
3) 冨田善彦, 金山博臣, 植村天受, 篠原信雄 編. Year Book of RCC 2008, メディカルレビュー社, 2008
4) 冨田善彦, 金山博臣, 植村天受, 篠原信雄 編. Year Book of RCC 2009, メディカルレビュー社, 2009
5) 植村天受, 冨田善彦, 大家基嗣 編. 腎がんにおける分子標的薬使用患者への実践！対応マニュアル―チーム医療に携わる看護師編. メディカルレビュー社, 2009
6) 植村天受, 冨田善彦, 大家基嗣 編. 腎がんにおける分子標的薬使用患者への実践！対応マニュアル―チーム医療に携わる薬剤師編. メディカルレビュー社, 2009
7) バイエル株式会社. ネクサバール®患者指導パンフレット
8) ファイザー株式会社. スーテント®患者指導パンフレット
9) グラクソ・スミスクライン株式会社. ヴォトリエント®患者指導用ツール
10) ファイザー株式会社. インライタ®適正使用ガイド
11) ノバルティスファーマ株式会社. アフィニトール®患者向医薬品ガイド. 2014 年 3 月更新

分子標的薬を服薬中のスキンケアについて

このお薬を服薬している間，「手足症候群」という皮膚症状が現れることがあります。お薬を飲み続けることができるように，適切な時期に適切な対処・治療を行い，上手にコントロールすることが大切です。

1. 原因

現在のところ，なぜこのような症状が起こるのかはわかっていません。
また，必ずこのような症状が現れるとは限りません。

2. 症状

皮膚の体質や内服されているお薬の種類によって，症状の現れ方や程度は異なります。
「発赤」➡「かゆみ，痛み」➡「水疱，表皮剥離」➡「角質化」の経過をたどる傾向が認められていますが，症状の程度や変化には個人差があります。
また，爪の変形や割れなどが起こることがあります。

3. 基本的な注意事項

皮膚に対する圧迫・熱・摩擦による刺激が原因といわれています。
- できるだけ避けていただきたいこと
  - 長時間同じ姿勢で立っていることや過度の運動，散歩
  - 足裏のマッサージ
  - 革などの硬い素材や窮屈な靴の着用
  - 長時間あるいは熱い湯での入浴
  - 炎症がひどい場合の家事仕事（タオル絞りやたわしの使用，熱い湯での作業）

4. 対処方法

- 乾燥肌は刺激をより受けやすくなるため，症状がまったくない場合でも普段から保湿に努めましょう（市販のクリームなど）。夜間は木綿の手袋や靴下の着用などもお勧めします。
- もともと，かかとなどが角質化している場合やたこ（胼胝）などがある場合は事前に担当医にご相談ください。早めに処置（胼胝削り）をしておくことで，症状の悪化を防ぐことができます。
- 発赤や痛みがある場合，歩行時の足底への圧迫を避けるため，衝撃吸収素材のものやスポンジ素材のものを靴底に使用することで，痛みを和らげることができます。
- 家事・水仕事を行う場合は，ゴム手袋を使用し，その後はこまめに保湿クリームを塗布しましょう。
- 爪が薄くなったり割れやすくなっている場合は，爪切りは使用せず，やすりで整え，水絆創膏や透明のマニキュアで保護しましょう。

5. 治療方法

担当医より，皮膚科医師を紹介してもらいましょう。
皮膚の状態に合わせて適切な軟膏を選ぶことが必要です。
- 乾燥予防： 保湿クリーム
- 角質化対応： 尿素やサリチル酸を含む皮膚軟化剤
- 痛みを伴う発赤・紅斑： 副腎皮質ステロイド剤を含む軟膏

＊痛みが強い場合，消炎鎮痛剤を内服することで症状を和らげることもできます。

> 我慢せず，また自己判断で処置せずに，遠慮なくご相談ください。

〔付録CDに収載しておりますので，プリントしてご使用いただけます。〕

分子標的薬投与患者に対する看護

口内炎のマネージメント

大泉 美喜　山形大学医学部附属病院副看護師長/摂食・嚥下障害看護認定看護師

はじめに

　化学療法や放射線治療に伴う口腔粘膜障害の頻度は，がん化学療法を受ける患者では40％，造血幹細胞移植を受ける患者では80％，口腔内領域が照射野に入る放射線治療を受ける患者では100％に出現するといわれている。近年注目されている分子標的薬による治療の副作用にも，口腔粘膜障害の出現がある。特に，mTOR阻害薬であるエベロリムス（アフィニトール®）での臨床試験では60％に口腔粘膜障害が出現するとの報告がある。

　当院では，分子標的薬を主に使用する泌尿器科病棟と化学療法の多い血液内科病棟と頭頸部腫瘍に対する放射線治療を行う耳鼻咽喉科病棟で，口腔粘膜障害の出現に対し，セルフケアに対する指導，アセスメントからケア内容の統一したツールを活用している。その取り組みを中心に紹介する。

1. 口腔ケアの重要性の理解と患者指導

　口腔粘膜障害の予防は，口腔内の清潔と口腔内の湿潤を保つことである。治療開始から，パンフレットを使用して口腔ケアの重要性と副作用症状の予防を行っていくためのセルフケア指導を行う。また，市販されている口腔ケアグッズの紹介や，口腔粘膜障害出現時の対応について説明を行う。

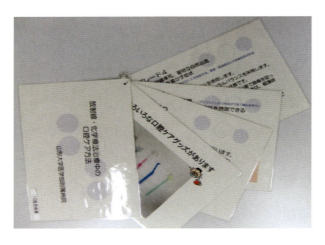

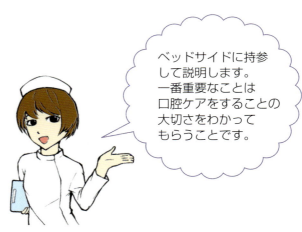

ベッドサイドに持参して説明します。一番重要なことは口腔ケアをすることの大切さをわかってもらうことです。

2. 口腔内の観察とアセスメント

　当病院で使用している口腔内の観察シートを紹介する（図1）。口腔内の観察シートは，患者が自分自身で口腔内を観察し記入する。看護師も一緒に口腔内を観察して確認し，不足しているところの記載を行う。

　口腔粘膜障害の好発部位は，舌縁部や頬粘膜，軟口蓋や口唇の裏などの可動粘膜の柔らかく動

mTOR阻害薬：mammalian target of rapamycin inhibitor（哺乳類ラパマイシン標的タンパク質阻害薬）

く部分である。舌背や歯肉，硬口蓋などの可動性のない角化粘膜には薬物療法に伴う口内炎は発症しにくい。

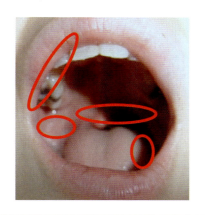
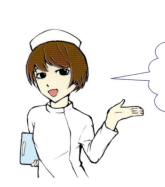

発症の好発部位がわかると観察のポイントとブラッシング時の口の中の痛い部分が予測できるため口腔ケアの方法を指導できます。

口の中の観察シート		氏名（　　　　様）（　　　　）病棟		
月　日		月　日	月　日	月　日
口の中をチェックしてみましょう ・白っぽいところ 　→青色 ・赤っぽいところ 　→赤色 ・潰瘍あるところ 　→○で囲む				
痛み（フェイススケール）		0　1　2　3　4　5	0　1　2　3　4　5	0　1　2　3　4　5
出血		あり　　なし	あり　　なし	あり　　なし
味覚異常		あり　　なし	あり　　なし	あり　　なし
乾燥		あり　　なし	あり　　なし	あり　　なし
グレード		0　1　2　3　4	0　1　2　3　4	0　1　2　3　4
ケアの方法				
ケアの実施		朝　昼　夕　眠前	朝　昼　夕　眠前	朝　昼　夕　眠前
食事		朝　　昼　　夕	朝　　昼　　夕	朝　　昼　　夕
その他				
サイン				

山形大学医学部附属病院

図1　口の中の観察シート

3．グレードによる評価と口腔ケア方法の提示

　口腔内の評価方法は，CTCAE v4.0（有害事象共通用語規準 v4.0 日本語訳 JCOG 版)[1]によるグレード評価を行っている。また，他のアセスメントツールとしては，Eilers 口腔アセスメントガ

イド（Eilers Oral Assessment Guide: OAG）がある（p.55 図参照）[2]。

CTCAE v4.0-JCOG（有害事象共通用語規準 v4.0 日本語訳 JCOG 版）[1]

Term 日本語	Grade 1	Grade 2	Grade 3	Grade 4	Grade 5
口腔粘膜炎	症状がない，または軽度の症状がある；治療を要さない	中等度の疼痛；経口摂取に支障がない；食事の変更を要する	高度の疼痛；経口摂取に支障がある	生命を脅かす；緊急処置を要する	死亡

CTCAEのグレードに合わせたケア方法の提供を行う。

グレード0
① ハチアズレ®うがい薬やイソジンガーグル®液でうがいをしましょう。（目安は一日に3～4回）
② 食後と寝る前に歯磨きをしましょう。

グレード1
① ハチアズレ®うがい薬を使用します。口渇を感じたときにうがいをしましょう。（目安は一日に6～8回）
② 柔らかい歯ブラシを使用します。粘膜炎早期のうちは治療前と同じように歯磨きをしましょう。

グレード2
① ハチアズレ®・キシロカイン®うがい薬[*1]を使用します。痛みの状態に合わせて食前などにうがいをしましょう。
② 柔らかい歯ブラシを使用します。粘膜に歯ブラシがあたらないよう注意し、小さめの歯ブラシを使って歯のみを磨きましょう。歯磨き粉がしみる場合は水だけで歯磨きを行いましょう。
③ 痛みの状態によって鎮痛薬を内服しましょう。

グレード3
① ハチアズレ®・キシロカイン®うがい薬[*1]を使用します。口内の乾燥が強いときは、ペプチサル®ジェントルマウスウォッシュやバトラー®クリーンマウスウォッシュを併用します。
② 歯ブラシの使用はほとんど不可能となります。使用するときはキシロカイン®入りのうがい薬で鎮痛を図ってから1本ずつ行うとよいです。
③ 鎮痛薬の定時使用や麻薬内服を考慮することがあります。
※ 粘膜炎の表面をスポンジブラシで拭うケアは出血などを誘発するため禁止です。

グレード4
① ハチアズレ®・キシロカイン®うがい薬[*1]を使用します。口内の乾燥が強いときは、ペプチサル®ジェントルマウスウォッシュやバトラー®クリーンマウスウォッシュを併用します。
② 歯ブラシの使用はほとんど不可能な状態です。使用するときはキシロカイン®入りのうがい薬で鎮痛を図ってから1本ずつ行います。自分でできないときは、看護師が介助して行います。
③ 鎮痛薬の定時使用や麻薬内服を考慮します。
※ 粘膜炎の表面をスポンジブラシで拭うケアは出血などを誘発するため禁止です。

[*1] ハチアズレ®・キシロカイン®うがい薬
蒸留水500 ml、キシロカイン液4% 5 ml、ハチアズレ含漱用2 g 5包を混合。
痛みの状態に応じてキシロカイン液を増減する場合がある。
ガラガラうがいではなくブクブクうがいを指導。

基本のケアはこのようになっている。CTCAEのグレードは1からとなっているが、口腔粘膜障害予防のために、口腔ケアとうがいを行う目的でグレード0を提示している。

グレード0でイソジンガーグル®でのうがいとなっているが、これは口腔内に創部がある耳鼻

CTCAE：Common Terminology Criteria for Adverse Events（有害事象共通用語規準）〔米国 National Cancer Institute（NCI）による評価規準〕
JCOG：Japan Clinical Oncology Group（日本臨床腫瘍研究グループ）

科領域の疾患があるため，イソジンガーグルでのうがいとなっている。イソジンガーグルは口腔乾燥を助長するため他の疾患ではハチアズレ®でのうがいを行う。このように，疾患の特徴や医師の指示で使用するうがい薬が異なる場合がある。たとえば，ボルタレン®うがい薬や，ハチアズレ・キシロカイン®にグリセリンを入れたうがい薬や，粘膜障害の強くでる場合は，アルロイドG®やアルロイドG＋プロマック®の使用などがある。

　口腔粘膜障害により，痛みの出現と経口摂取量の低下による低栄養が問題となる。口の中の観察シート内に，フェイススケールによる評価項目を設けている。フェイススケールを使用して痛みの状態を評価し鎮痛薬や麻薬の使用による痛みのコントロールを図る。食事摂取状況に応じて，食形態の変更や工夫を提案する。

フェイススケール（痛みのスケール）
それぞれの顔は，痛みがないために幸せだと感じたり，ひどい痛みのために悲しいと感じたりする顔を表しています。
あなたの痛みにもっとも当てはまるものを1つ選んでください。
左から0・1・2・3・4・5で評価します。

4. 事例

　悪性リンパ腫で大量にメソトレキセート®を投与した事例。グレード3～4の口腔粘膜障害が出現した。口腔ケアは自立していたため，歯ブラシは1本歯ブラシで丁寧に時間をかけて実施するように指導。

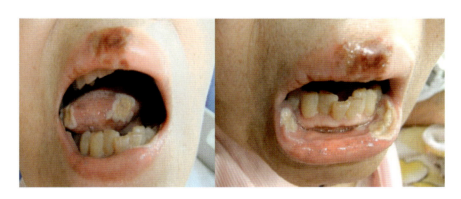

① キシロカイン®・ハチアズレ®・グリセリンうがい薬 *2
② アズノール®・キシロカイン®の軟膏 *3 を局所に塗布
③ アルロイドG®＋プロマック® *4 の内服

2週間後の写真

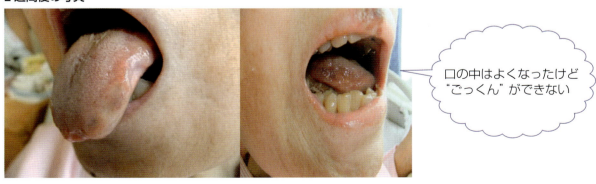

「口の中はよくなったけど"ごっくん"ができない」

*2 キシロカイン®・ハチアズレ®・グリセリンうがい薬
　　蒸留水400 ml，キシロカイン液4% 5 ml，ハチアズレ含漱用2 g 5包，グリセリン液60 mlを混合。
*3 アズノール®・キシロカイン®軟膏
　　アズノール25 g，キシロカインゼリー5 ml混合。
*4 アルロイドG®＋プロマック®
　　アルロイドG内服薬5% 30 ml，プロマックD錠75 mg 2錠 つぶし，1日6回，含漱後飲み込み。

口腔粘膜障害は改善したが，咽頭の粘膜障害が残存し，嚥下が困難な状態であった．口腔粘膜障害とともに，咽頭粘膜障害も出現していた事例であった．

5. 口腔ケアに必要なこと

がん患者の口腔ケアに必要なことは，
① 口腔粘膜障害を予防することにより口腔内感染症を予防すること
② 栄養低下を予防すること
③ 早期退院，患者のQOLを向上させること
である．

口腔粘膜障害を予防するセルフケアの指導を行うことで，QOLを保ちながら治療の完遂ができるように支援していく必要がある．

参考文献

1) JCOG. 有害事象共通用語規準 v4.0 日本語訳 JCOG 版（CTCAE v4.0-JCOG），http://www.jcog.jp/doctor/tool/CTCAEv4J_20150910.pdf．2009
2) 近津大地，村松真澄 監．ティーアンドケー株式会社（http://www.comfort-tk.co.jp/）．Eilers Oral Assessment Guide（OAG）Eilers 口腔アセスメントガイド，http://www.comfort-tk.co.jp/content/uploads/2015/03/OAG_1503_A4.pdf

口内炎のマネージメント

● Eilers 口腔アセスメントガイド (OAG)
〔近津大地, 村松真澄 監. ティーアンドケー株式会社. Eilers Oral Assessment Guide (OAG), http://www.comfort-tk.co.jp/content/uploads/2015/03/OAG_1503_A4.pdf[2] より引用〕

Eilers Oral Assessment Guide (OAG) / Eilers口腔アセスメントガイド

監修：東京医科大学病院 歯科口腔外科 主任教授 近津大地／札幌市立大学 看護学部 准教授 村松真澄

2011年6月作成

項目	アセスメントの手段	診査方法	状態とスコア 1	状態とスコア 2	状態とスコア 3
声	・聴く	・患者と会話する	正常	低い／かすれている	会話が困難／痛みを伴う
嚥下	・観察	・嚥下をしてもらう 咽頭反射テストのために舌圧子を舌の奥の方にやさしく当てて押し下げる	正常な嚥下	嚥下時に痛みがある／嚥下が困難	嚥下ができない
口唇	・視診・触診	・組織を観察し、触ってみる	滑らかで、ピンク色で、潤いがある	乾燥している／ひび割れている	潰瘍がある／出血している
舌	・視診・触診	・組織に触れ、状態を観察する	ピンク色で、潤いがあり、乳頭が明瞭	舌苔がある／乳頭が消失しテカリがある、発赤を伴うこともある	水疱がある／ひび割れている
唾液	・舌圧子	・舌圧子を口腔内に入れ、舌の中心部分と口腔底に触れる	水っぽくサラサラしている	粘性がある／ネバネバしている	唾液が見られない（乾燥している）
粘膜	・視診	・組織の状態を観察する	ピンク色で、潤いがある	発赤がある／被膜に覆われている（白みがかっている）、潰瘍はない	潰瘍があり、出血を伴うこともある
歯肉	・視診・舌圧子	・舌圧子や綿棒の先端でやさしく組織を押す	ピンク色で、スティップリングがある（ひきしまっている）	浮腫があり、発赤を伴うこともある	自然出血がある／押すと出血する
歯と義歯	・視診	・歯の状態、または義歯の接触部分を観察する	清潔で、残渣がない	部分的に歯垢や残渣がある（歯がある場合、歯間など）	歯肉辺縁や義歯接触部全体に歯垢や残渣がある

*「or」は、「／」で表現しています。

Eilers J, Berger A, Petersen M. Development, testing, and application of the oral assessment guide. Oncol Nurs Forum 1988; 15(3): 325-330. を改変。June Eilers, RN, PhDから翻訳および発行の許可を取得しています。

55

分子標的治療時の看護基準

太田 昭子　山形大学医学部附属病院臨床研究管理センターCRC
大沢 幸子　山形大学医学部附属病院臨床研究管理センターCRC

1. 転移性腎細胞癌治療で使用されている分子標的薬

1) チロシンキナーゼ阻害薬（TKI）

商品名	一般名	販売開始
ネクサバール®錠	ソラフェニブ錠	2008年4月
スーテント®錠	スニチニブ錠	2008年6月
インライタ®錠	アキシチニブ錠	2012年8月
ヴォトリエント®錠	パゾパニブ塩酸塩錠	2012年11月

2) mTOR阻害薬

商品名	一般名	販売開始
アフィニトール®錠 5 mg	エベロリムス錠 5 mg	2010年4月
アフィニトール®錠 2.5 mg	エベロリムス錠 2.5 mg	2010年11月
トーリセル®点滴静注液	テムシロリムス点滴静注液	2010年9月

3) 転移性腎細胞癌治療のアルゴリズム（参考：ESMOガイドライン2012[1]，2014[2]）

治療ライン	リスク群	標準治療
1次治療	Goodまたはintemediateリスク	・スニチニブ ・ベバシズマブ＋IFN-α ・パゾパニブ
	Poorリスク	・テムシロリムス
2次治療	サイトカイン療法後	・ソラフェニブ ・スニチニブ ・パゾパニブ ・アキシチニブ
	TKI後	・エベロリムス ・アキシチニブ
	mTOR阻害薬後	・推奨なし

4) 新しい薬剤の特徴

a) インライタ®（アキシチニブ）
- サイトカイン治療歴のある患者の2次治療として使用し，優れた腫瘍効果を示す。
- 忍容性に基づき増量が可能である。
- 新生血管のみならず，既存血管の阻害作用を有するため，多彩な副作用がみられる。

b) ヴォトリエント®（パゾパニブ）
- 1次治療から使用できる。
- 重篤な肝機能障害で肝不全から死亡に至った症例が報告されている。

ESMO：European Society for Medical Oncology（欧州臨床腫瘍学会）　　IFN-α：interferon-α（インターフェロン アルファ）
mTOR阻害薬：mammalian target of rapamycin inhibitor（哺乳類ラパマイシン標的タンパク質阻害薬）

分子標的薬とは，癌の増殖や転移の標的となる特定の分子に結合し，癌の進行を抑える目的の薬剤である。実際には癌細胞を死滅させる作用のあることもわかってきた。

ほとんどの患者に，これまでの抗がん剤とは異なる特異的な副作用（高血圧，手足皮膚反応，骨髄抑制など）が必発し，投与中止となる例も少なくない。

使用にあたっては，この副作用対応が治療の鍵を握る。また，消化管出血や間質性肺炎など重症度の高い副作用の報告や死亡例の報告もあり，看護師には医師とともに，細やかな観察と迅速な対応が求められてくる。

さらに，対象となる患者は，これまでの治療で効果が得られていない患者であり，精神的，身体的，経済的不安を抱えていることを念頭に置かなければならない。

2. 分子標的薬の種類と主な副作用

1）チロシンキナーゼ阻害薬（TKI）：
ネクサバール®（ソラフェニブ），スーテント®（スニチニブ），インライタ®（アキシチニブ），ヴォトリエント®（パゾパニブ）

血管内皮増殖因子受容体を阻害し，血管新生と腫瘍増殖を抑制する。

主な副作用には，高血圧，手足症候群，疲労，下痢，骨髄抑制などがある。

● **副作用頻度**（添付文書より）

a）ネクサバール®錠

● 発生頻度

手足症候群 67.3%，脱毛 54.5%，下痢 52.6%，発疹・皮膚脱落 44.9%，疼痛（口内疼痛，腹痛，骨痛，頭痛・がん性疼痛を含む）34.1%，高血圧 33.2%，疲労 31.8%，体重減少 26.4%，リパーゼ上昇 24.4%，食欲不振 23.0%，口内炎 21.9%

● 重要な基本的注意（以下の症状，所見には十分な観察と専門医の診察が必要となる。）
- 手足症候群・剥脱性皮膚炎，中毒性表皮壊死融解症，皮膚粘膜症候群，多形紅斑
- AST，ALT 上昇を伴う肝機能障害
- 急性肺障害，間質性肺炎
- 高血圧
- 白血球減少，好中球減少，リンパ球減少，血小板減少，貧血などからの感染症，出血傾向
- 血清アミラーゼ，リパーゼの上昇を伴う腹痛などの症状から膵炎が疑われる。
- 創傷治癒遅延

b）スーテント®錠

● 発生頻度

血小板減少 78.5%，好中球減少 79.6%，白血球減少 78.5%，好中球減少 79.6%，皮膚変色 73.1%，手足症候群 68.8%，食欲不振 66.7%，疲労 63.7%，下痢 63.4%，貧血 59.1%，高血圧 59.1%，肝機能障害 59.1%

● 重大な副作用
- 骨髄抑制
- 感染症：好中球減少にかかわらず肺炎，敗血症，壊死性筋膜炎などの重篤な感染症の報告がある。
- 高血圧
- 出血：鼻出血，皮下出血，口腔内出血など

AST：アスパラギン酸アミノトランスフェラーゼ　　ALT：アラニンアミノトランスフェラーゼ

- 消化管穿孔：腫瘍の急激な壊死・縮小をきたし消化管穿孔または消化管瘻をきたす場合がある。
- QT間隔延長，心室性不整脈
- 心不全：心不全，左室駆出率低下
- 肺塞栓，深部静脈血栓症

c）インライタ®錠

● 発生頻度（国内第II相試験）

高血圧84.4%，手足症候群75.0%，下痢64.1%，タンパク尿57.8%，発声障害53.1%，疲労48.4%，甲状腺機能低下症48.4%，食欲減退35.9%，TSH増加31.3%，体重減少29.7%，悪心25.0%，AST・ALT増加23.4%，頭痛23.4%，便秘10.9%，血小板減少10.9%，浮腫10.9%

● 重大な副作用
- 高血圧，高血圧クリーゼ
- 動脈血栓塞栓症
- 静脈血栓塞栓症
- 出血：鼻出血，血尿，直腸出血，喀血，脳出血，下部消化管出血，胃出血など
- 消化管穿孔，瘻孔形成
- 甲状腺機能障害
- 創傷治癒遅延
- 可逆性後白質脳症症候群
- 肝機能障害
- 心不全

d）ヴォトリエント®錠

● 発生頻度（第III相国際共同臨床試験および第III相海外臨床試験）

下痢53.4%，高血圧42.8%，疲労38.4%，肝機能障害35.1%，悪心33.9%，毛髪変色32.9%，食欲減退28.9%，味覚異常21.8%，嘔吐21.4%，手掌・足底発赤知覚不全症候群20.7%

● 重大な副作用
- 肝不全，肝機能障害：死亡に至る例が報告されている。
- 高血圧，高血圧クリーゼ
- 心機能障害：うっ血性心不全および左室駆出率低下など
- QT間隔延長，心室性不整脈
- 動脈血栓性事象
- 静脈血栓性事象
- 出血：腫瘍関連出血を含む，脳出血，喀血，消化管出血，血尿，肺出血，鼻出血など
- 消化管穿孔，瘻孔形成
- 甲状腺機能障害
- ネフローゼ症候群，タンパク尿

2）mTOR阻害薬：
アフィニトール®（エベロリムス），トーリセル®（テムシロリムス）

癌の増殖，成長および血管新生の調節因子であるmTORを持続的に阻害する。

主な副作用には，間質性肺炎（難治性肺炎），脂質異常症，高血糖，口内炎などがある。

QT：心臓の電気的収縮時間　　　TSH：thyroid stimulating hormone（甲状腺刺激ホルモン）

●**副作用頻度**（添付文書より）

a）アフィニトール®錠

●発生頻度（第 III 相国際共同臨床試験）

　　口内炎（口腔内潰瘍を含む）43.8%，発疹 29.6%，貧血 28.1%，疲労 24.8%，下痢 23.7%，無力症 23.0%，食欲減退 20.8%，高コレステロール血症 19.7%，悪心 19.3%，粘膜の炎症 17.5%，嘔吐 17.5%，末梢性浮腫 16.8%，高トリグリセリド血症 16.1%，咳嗽 15.0%，そう痒症 14.2%，感染症 14.2%，皮膚乾燥 13.1%，鼻出血 12.4%，呼吸困難 10.2%，味覚異常 10.2%

●重大な副作用

- 間質性肺疾患：肺臓炎，間質性肺炎，肺浸潤，胞隔炎，肺胞出血，肺毒性などを含む。未回復のまま死亡例の報告あり。
- 感染症：細菌，真菌，ウイルスあるいは原虫による重篤な感染症（肺炎，アスペルギルス症，カンジダ症，敗血症など）
- 腎不全
- 高血糖，糖尿病の発症または増悪
- 貧血，ヘモグロビン減少，白血球減少，リンパ球減少，好中球減少，血小板減少
- 口内炎
- アナフィラキシー
- 急性呼吸窮迫症候群
- 肺塞栓，深部静脈血栓症
- 悪性腫瘍（二次発癌）
- 進行性多巣性白質脳症
- BK ウイルス腎症
- 血栓性微小血管障害
- 肺胞タンパク症
- 心嚢液貯留

b）トーリセル®点滴静注

●発生頻度（第 II 相国際共同試験）

　　発疹 58.5%，口内炎 57.3%，高コレステロール血症 42.7%，高トリグリセリド血症 39.0%，食欲不振 36.6%，ALT 上昇 32.9%，高血糖 31.7%

●重大な副作用

- 間質性肺疾患
- 重度の infusion reaction
- 静脈塞栓症（深部静脈血栓症，肺塞栓症など），血栓性静脈炎
- 腎不全
- 消化管穿孔
- 心嚢液貯留
- 胸水
- 痙攣
- 脳出血
- 高血糖
- 感染症

BK ウイルス：パポバウイルス科のヒトポリオーマウイルス

- 皮膚粘膜眼症候群（スティーブンス・ジョンソン症候群）
- 横紋筋融解症
- 口内炎
- 貧血，血小板減少，白血球減少，好中球減少，リンパ球減少

3. 投与方法

実際には，副作用によるQOL，安全性を考慮し，個人に合わせたスケジュールとなる。

- ネクサバール，アフィニトール，インライタ，ヴォトリエント
  - 1サイクル：28日間連続内服
- スーテント
  - 1サイクル：4週間投与，2週間休薬
- トーリセル
  - 25 mg（症状により適宜減量）を1週間に1回，点滴静脈内投与
  - Infusion reaction 予防に投与前に抗ヒスタミン剤（ポララミン®錠，ベナ®錠など）を投与する。
  - 点滴ラインには，DEHPを含まない口径5μm以下のインラインフィルターを使用すること。
- CYP3A4が代謝に影響するため併用禁止の薬剤や食品があることを理解しておく。
  - CYP3A4誘導：デキサメタゾン，フェニトイン，リファンピシン，セイヨウオトギリソウなど
  - CYP3A4抑制：アゾール系抗真菌薬，HIVプロテアーゼ阻害薬，グレープフルーツジュースなど
  - QT間隔延長：イミプラミンなど
  - 抗不整脈薬：キニジン，プロカインアミドなど

4. 看護の要点

① 副作用の早期発見，適切な対応で治療継続することが，治療成績の向上につながる。
② 承認後間もない薬もあり，新たな副作用や重症度の高い副作用の出現もあるため，細やかな観察が必要である。
③ 外来治療が基本であり，服薬管理や副作用の対処についてセルフケアできることを目指す。

5. 看護目標

① 患者，家族が治療を受け入れ，理解できる。
② 薬を確実に内服できる。
③ 副作用が早期に発見され，適切に対処できる。
④ 患者，家族が必要としている支援が受けられる。

6. 主な副作用と対策

チロシンキナーゼ阻害薬（TKI）で特徴的な副作用

1）高血圧

- 投与開始後1〜2日の早期に出現。
- 標準的高血圧治療が開始される。
  - 目標値：収縮期血圧 140 mmHg 以下
    　　　　拡張期血圧 90 mmHg 以下

DEHP：フタル酸ジ-(2-エチルヘキシル)　　　CYP3A4：シトクロム P450 3A4
HIV：human immunodeficiency virus（ヒト免疫不全ウイルス）

分子標的治療時の看護基準

- 自覚症状の出現頻度は低いが，急な血圧上昇や高血圧が持続することにより，脳出血や心筋梗塞，心不全などの重症例を引き起こすことがある。
- 休薬期間は血圧が下がる。この場合の降圧薬の使用について確認が必要である。
- 減量，休薬の場合は後から追加した薬剤から減量，休薬していく。
- 第一選択薬として降圧効果が確実で副作用の少ない，ジヒドロピリジン系 Ca 拮抗薬（アダラート®，アムロジン®，ニバジール®）が使われる。

対策
① 治療前の血圧の状態の把握。
② 自己測定，記録について指導する。
③ 血圧の変化時や自覚症状出現時の対応策を事前に指導しておく。
- 急な血圧上昇，血圧低下，頭痛，めまい，耳鳴り

2）手足症候群（HFS）

- 投与開始後 2～4 週目に，手掌，足底指先や踵部の圧のかかる部分，手指関節部に発現する。指先の知覚過敏（ヒリヒリ，チクチク感）➡ 発赤 ➡ 腫脹 ➡ 水疱 ➡ 肥厚 ➡ 角化 ➡ 亀裂 ➡ 剥離を繰り返す。
- ケアにより症状の予防が可能であり，十分な指導とフォローを必要とする。
- 爪の変形，脆弱化，色素沈着も含まれる。

対策
① 皮膚症状の観察。
② スキンケアについて指導，治療開始前より保湿クリームや尿素クリームで皮膚保護を行う。
- 日常生活の注意点：履物の材質，長時間の入浴，水仕事時のゴム手袋使用。
- 避けること：圧のかかる長時間の作業，絆創膏による圧迫など。
③ 爪の割れや脆弱化がある場合は，爪切りは使用せず，やすりで整え，水絆創膏や透明のマニキュアなどで保護する。
④ 胼胝の形成や痛みが強いときは，皮膚科受診を勧める。

3）心機能障害

- 心機能の低下（左室駆出率低下），うっ血性心不全，不整脈など。
- 症状が出現した場合は，速やかな専門外来の受診が必要となる。

対策
① 治療開始前の心機能を把握しておく。
② 胸部 X 線，心電図，心エコー，BNP。
③ 自覚症状：動悸，息切れ，息苦しさ，咳，疲労感など。
④ 体重増加，尿量減少，浮腫の出現に注意する。

4）骨髄抑制

- 高い頻度で白血球減少，好中球減少，血小板減少が出現する。
- 休薬，減量を必要とされることが多い。

BNP：脳性ナトリウム利尿ペプチド

分子標的薬投与患者に対する看護

対策
① 検査データの確認。
② バイタルサイン，出血傾向の観察，必要時血小板輸血，G-CSF製剤の投与，抗菌薬の投与。

5）甲状腺機能障害
a）甲状腺機能低下
　無気力，易疲労，寒がり，冷感，嗄声，嗜眠など。
- 治療開始の早い時期に出現する。
- TSH上昇 ➡ FT4下降 ➡ FT3下降の順で変動。
- TSH 10μU/ml以上で治療が開始される。
- 自覚症状の出現と検査データは一致しない場合がある。
- 重篤度は低いが，疲労感など患者のQOL低下に影響するため，専門医の診察と治療が必要となる場合がある。

b）甲状腺機能亢進
　易疲労，暑がり，イライラ感，動悸，手足のふるえ，頻脈。
- 原則として専門医へコンサルト。
- FT4上昇により判断される。
- 治療後の検査データの推移を把握。継続して症状観察に努める。

対策
① 治療前の検査データを確認しておく。
② 症状，患者の訴えの観察。
③ 甲状腺機能障害は，薬物でコントロール可能な症状であることを指導する。

6）肝膵障害
- 肝転移のある症例では，肝予備能が低下しているため，データの推移に特に注意が必要。
- 内服開始早期にアミラーゼ，リパーゼの上昇がみられることがある。症状は伴わず一過性の上昇が多いが，まれに重症膵炎の報告もある。

対策
① 検査データの把握：ALT，AST，ビリルビン，アミラーゼ，リパーゼの上昇。
② 症状の観察。
　・肝障害：黄疸，疲労，悪心，意識障害
　・膵障害：上腹部痛，発熱，悪心，嘔吐
③ 消化器専門医の受診が必要とされる。

7）消化管障害
- 分子標的薬は増殖の速い粘膜細胞に影響を及ぼす。
- 食欲不振，悪心，嘔吐，下痢，潰瘍，穿孔などの症状が出現する。
- 痛みの程度が強い場合は，消化管穿孔の恐れがある。
- 吐血，下血時は緊急に対応する。
- 排便回数が1回でも水様であれば下痢として対応する。

G-CSF：顆粒球コロニー刺激因子　　FT4：free thyroxine〔甲状腺ホルモンの一つ〕
FT3：free tri-iodothyronine〔甲状腺ホルモンの一つ〕　　VEGF：vascular endothelial growth factor（血管内皮増殖因子）

分子標的治療時の看護基準

対策
① 症状，バイタルサインの観察。
② 脱水症状の有無観察。
③ 口腔内の清潔に努める。
④ 食事摂取量，水分摂取量の観察。
⑤ 脱水予防のため，できる限り水分摂取するよう指導する。
⑥ 香辛料やアルコールなど刺激物を避ける。
⑦ 整腸剤，止痢剤を使用する。

8) 腎機能障害

- 単腎であることや，VEGF阻害作用が腎糸球体へ影響を及ぼすこと，また有害事象の高血圧が影響する。
- 尿量減少，浮腫，体重増加，高血圧。
- 血清Cr値，K値の上昇，タンパク尿の出現。
- タンパク尿はインライタ投与中に多くみられ，治療に困難することがある。

対策
① 症状（体重，浮腫，倦怠感，尿の泡立ち），検査データ（血清Cr値，BUN，血清K値，尿定性，UP/C）の把握。
② タンパク尿では，尿タンパク定性検査2+以上，UP/C 2.0以上は減量，休薬の対象となる。
③ 十分な水分摂取，食事の減塩に努める。
④ 時に腎臓内科医に紹介が必要となる。

9) 脱毛，色素沈着

- 皮膚が黄色っぽくなる，毛髪が薄くなる，爪の変形などの症状がみられる。
- 休薬とともに回復することが多い。

対策
① 症状の観察。
② 治療開始前に症状出現について説明を行い理解を得る。
③ 帽子やカツラの準備を勧める。

mTOR阻害薬で主にみられる副作用

1) 間質性肺炎

- 特に，mTOR阻害薬（アフィニトール）の使用時には，重大で治療困難な報告例があり，細心の観察を行う。
- 自覚症状がなくとも重症化している場合があるため，定期的な検査が必要となる。
  - 胸部X線
  - 血液検査：白血球，CRP
  - 間質性肺炎マーカー：KL-6
  - 酸素飽和度
- 間質性肺炎が疑われるときは，専門医のサポートを必要とする。

Cr：クレアチニン　　BUN：blood urea nitrogen（血中尿素窒素）　　UP/C：尿タンパク/尿中Cr比
CRP：C反応性タンパク　　KL-6：間質性肺炎活動性の指標

対策
① 自覚症状（咳嗽，呼吸困難，発熱などの症状），検査データの把握。
② 症状出現時は，速やかに担当医に報告する。

2）口内炎
- 口腔粘膜，舌にびらん，潰瘍を形成し，痛みが高度になる場合がある。
- 治療前に，虫歯や歯周病がある場合は治療と口腔ケアを受けておく。

対策
① 症状の観察。
② 予防的にうがいを励行し，口腔内の清潔と保湿を保つ。
③ 歯ブラシは柔らかめのものを使用する。
④ 口内炎が悪化する場合は，減量，休薬が必要である。

3）高血糖・脂質異常症
- mTORは細胞の代謝に重要な役割を果たしており，糖，脂質の代謝障害が出現する。

対策
① 検査データ（空腹時血糖，HbA1c，中性脂肪，血清コレステロール，HDL，LDL），症状の把握。
② 高脂肪，高カロリー食を避けるよう指導する。
③ 休薬時は低血糖になる場合があるので，症状と対策について説明をしておく。

7. 経済的支援

分子標的薬は高額であり，高額療養費制度の対象となる。治療前から加入している公的医療保険で限度額認定申請を行い，医療機関に提出しておけば外来治療も自己限度額の支払いとなる。
- 適用される社会福祉制度
  - 高額療養費制度：限度額適用認定証
  - 高額療養費資金貸付制度
  - 高額療養費受領委任払い制度
  - 相談窓口は病院の患者相談窓口，加入している健康保険組合

参考文献

1) Escudier B et al; ESMO Guidelines Working Group. Renal cell carcinoma: ESMO Clinical Practice Guidelines for diagnosis, treatment and follow-up. *Ann Oncol* 2012; 23（Suppl 7）: vii65–vii71
2) Escudier B et al; ESMO Guidelines Working Group. Renal cell carcinoma: ESMO Clinical Practice Guidelines for diagnosis, treatment and follow-up. *Ann Oncol* 2014; 25（Suppl 3）: iii49–iii56
3) 冨田善彦，金山博臣，植村天受，篠原信雄 編. Year Book of RCC 2009. メディカルレビュー社, 2009
4) 冨田善彦，金山博臣，植村天受，篠原信雄 編. Year Book of RCC 2010. メディカルレビュー社, 2010
5) 冨田善彦，金山博臣，植村天受，篠原信雄 編. Year Book of RCC 2011. メディカルレビュー社, 2011
6) 冨田善彦，金山博臣，植村天受，篠原信雄 編. Year Book of RCC 2013. メディカルレビュー社, 2013
7) 冨田善彦，金山博臣，植村天受，篠原信雄 編. Year Book of RCC 2014. メディカルレビュー社, 2014
8) 植村天受，冨田善彦，大家基嗣 編. 腎がんにおける分子標的薬使用患者への実践！対応マニュアル－チーム医療に携わる看護師編. メディカルレビュー社, 2009
9) 植村天受，冨田善彦，大家基嗣 編. 腎がんにおける分子標的薬使用患者への実践！対応マニュアル－チーム医療に携わる看護師編 改訂版. メディカルレビュー社, 2012
10) 植村天受，冨田善彦，大家基嗣 編. 腎がんにおける分子標的薬使用患者への実践！対応マニュアル－チーム医療に携わる薬剤師編. メディカルレビュー社, 2009
11) 山形大学医学部附属病院チーム YURCC. 分子標的薬による皮膚障害対策―YURCCパッケージ ver. 1.2. 2009
12) 山形大学医学部附属病院看護部. 看護業務基準 第3版. 2009年11月
13) 小川裕美子. 病院機能評価 Ver. 6.0 対応 看護基準・手順見直し改善法. 日総研出版, 2009

HbA1c：hemoglobin A1c（グリコヘモグロビン）　　HDL：high-density lipoprotein（高比重リポタンパク質）
LDL：low-density lipoprotein（低比重リポタンパク質）

分子標的治療時の標準看護計画

分子標的治療における一連の流れ

- 第1段階　治療開始期（当院では原則第1サイクルは入院で開始）
  - バイタルサイン・副作用症状の観察
  - 服薬方法の指導・理解
- 第2段階　退院指導時期
  - 退院に向けての患者家族指導
  - 救急時の対応
- 第3段階　退院決定時
  - 外来への連絡，引き継ぎ

#1　分子標的薬の内服により副作用症状が出現する可能性がある

目標　副作用症状出現時は速やかに医療者へ報告し，早期対応を受け，治療を継続することができる。

【OP】

O-1　血圧変動
- 目標値：高血圧の合併症がない場合 ➡ ベースライン以下
  　　　　高血圧を合併している場合 ➡ 収縮期血圧 140 mmHg 以下
  　　　　　　　　　　　　　　　　　　拡張期血圧 90 mmHg 以下

O-2　臨床検査
- 骨髄抑制：白血球減少，好中球減少，血小板減少，リンパ球減少，貧血
- 肝機能障害：AST 上昇，ALT 上昇，ALP 上昇，γ-GTP 上昇
- 膵炎：アミラーゼ上昇，リパーゼ上昇
- 甲状腺機能低下：TSH 上昇，FT3，FT4 の変動
- 腎機能障害：Ccr，BUN，尿タンパク陽性，尿潜血陽性

O-3　皮膚症状，脱毛，変色の有無（手足症候群：HFS）
- 皮疹，紅斑，角化，水疱，浮腫，出血，潰瘍性皮膚炎または皮膚変化など

O-4　出血症状の有無
- 鼻腔，歯肉

O-5　消化器症状の有無
- 悪心，嘔吐，食欲不振，心窩部不快感，消化管出血，穿孔，口内炎，下痢，急性膵炎，肝機能障害など

OP：観察計画　　　AST：アスパラギン酸アミノトランスフェラーゼ　　　ALT：アラニンアミノトランスフェラーゼ
ALP：アルカリホスファターゼ　　　γ-GTP：ガンマグルタミルトランスペプチダーゼ　　　TSH：甲状腺刺激ホルモン

分子標的薬投与患者に対する看護

O-6　甲状腺機能障害の有無
- 低下症状：低体温，無気力，易疲労感，寒気，動作緩慢，嗄声，嗜眠，記憶力低下など
- 亢進症状：イライラ感，多汗，動悸，手足のふるえ，体重減少，頻脈など

O-7　心機能障害の有無
- 胸部症状，動悸，心電図異常，心機能評価

O-8　発熱の有無

O-9　体重の増減

O-10　疲労感の有無

O-11　精神症状
- 病状や治療に対する不安，経済的不安

【TP】

T-1　患者，家族にも副作用症状が理解できるように説明する。不明な点は，担当医に説明を依頼する。

T-2　薬剤師へ服薬指導を依頼する。

T-3　HFSへの事前の患者指導を行う。
① 治療開始前より，保湿クリームや尿素入りクリームでスキンケアを勧める。
② 履物の材質を検討する。
③ 長時間の立位や歩行を避ける。
④ 熱い湯や長時間の入浴は避ける。
⑤ 症状出現時は早めに皮膚科へコンサルトし，適切な処置を早期に行う。

T-4　おくすりダイアリー*の説明と記入状況の確認　〔* p.68 参照〕

T-5　内服の確認

T-6　スケジュール表を出力し，入院・外来カルテに綴じる。

T-7　バイタルサインの測定（異常時は臨検）

T-8　スケジュールの検査実施の確認

T-9　副作用出現時は担当医に報告，早期に対処する。

T-10　限度額適用認定申請・高額療養費支給申請など，その他，必要な部署との連絡調整を行う。

【EP】

E-1　服薬指導パンフレットを活用し，内服指導を行う。〔「お薬の説明」の章 p.71〜120 参照〕
特に
① 禁煙，禁酒について
② 飲み忘れ，服用量の間違い ➡ 医療者へ報告し，自己判断で内服，休薬はしないこと
③ グレープフルーツやグレープフルーツジュースは，薬の効果を強めるため摂取しないこと
④ セイヨウオトギリソウを含むサプリメントやハーブは薬の効果を弱めるため摂取しないこと

E-2　症状の変化時は，担当医，看護師に知らせるよう説明する。

FT3：free tri-iodothyronine〔甲状腺ホルモンの一つ〕　　FT4：free thyroxine〔甲状腺ホルモンの一つ〕
Ccr：クレアチニンクリアランス　　BUN：尿素窒素　　TP：ケア計画　　EP：指導計画

#2 退院後の内服継続に不安がある

目標 本人および家族が服薬方法，副作用を理解し，不安なく退院できる。

【OP】

O-1　不安の有無
O-2　不安の内容
O-3　本人と家族の理解度
O-4　おくすりダイアリー*の記入状況　〔＊ p.68 参照〕

【TP】

T-1　患者，家族にも副作用症状が理解できるように説明する。
T-2　退院調整（退院日決定，必要な書類の発行など）
T-3　退院に向けて薬剤師による服薬指導を依頼する。
T-4　外来部門へは，サマリーで情報伝達する。
T-5　高額療養費申請などの手続きについて確認する。

【EP】

E-1　退院指導
　① 退院後の連絡方法の確認
　　　日中：泌尿器科外来（TEL：○○○ - ○○○○）
　　　夜間・休日：救急部（TEL：○○○ - ○○○○）
　② おくすりダイアリーは継続して記入を指導。外来受診時に持参し医師に提示するよう説明する。
　③ 他院や他科で検査や治療を受ける場合は事前に連絡するように説明する。
　　（特に抜歯や生検など出血や創部の治癒遅延にかかわる処置を受けるときは必ず連絡するように指導する。）
E-2　薬剤師の内服指導
E-3　日常生活指導
　① 生活習慣病を予防するように注意する。（禁酒，禁煙）
　② 出血しやすいため，肌の露出を避け，ケガをしないように説明する。
　③ 皮膚が乾燥したり，荒れたりしないよう常に清潔保持と保湿を心がけ，圧迫・刺激の少ない履物にするよう説明する。

分子標的薬投与患者に対する看護

●参考資料●
おくすりダイアリー

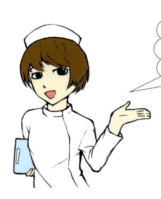

患者さんに記入してもらう「おくすりダイアリー」は、服薬の確認や患者さんの状態の把握、副作用の早期発見などに役立ちます。

おくすりダイアリー
　年　月　日～　年　月　日

お名前

記入例

第1サイクル		day 1	day 2	day 3	day 4	day 5	day 6	day 7
		3/31	4/1	4/2	4/3	4/4	4/5	4/6
		(火)	(水)	(木)	(金)	(土)	(日)	(月)
内服	朝	○	○	○	○	○	○	○
	夕	○	○	○	×	○	○	○
血圧	朝	130/80	126/76	136/82	146/88	156/92	132/90	140/96
	夕	140/85	136/72	128/80	130/80	142/90	146/92	150/82
体重		65.0 kg	64.8 kg	64.5 kg	64.5 kg	64.7 kg	64.8 kg	64.5 kg
その他		下痢1回	下痢2回 下痢止めを飲んだ		夕方、気持ち悪くて吐いたので、薬を飲めなかった	せきのどの痛み 熱38.0℃		足のうら少し痛い

「その他」には、気になることをお書きください

組織横断的に行う分子標的薬投与患者の看護

那須 景子　山形大学医学部附属病院看護部長

　分子標的薬が臨床現場に浸透しはじめ，治験コーディネーター（CRC）の役割は以前にもまして拡大している。分子標的薬の効果を発揮させるためには，副作用を早期からマネージメントしていくことが重要であるとされ，そのキーを握るのは，現場の看護師であり，時に専門的な介入が必要となる。患者が的確に支援を受けられるよう，幅広い知識をもってサポートしていくことが求められている。

　分子標的薬の治療は，関係する多職種のチームで行われている。しかし，看護については，治験管理センターに勤務するCRCと病棟で勤務する看護師の連携は十分とはいえない。患者をトータル的にコーディネートするために，CRCを組織横断的に活用し，かつ，病院がもつ組織横断的に活動しているチームを有効に活用することが重要である。当院では7名の看護師がCRCの資格を取得し，4名を治験管理センターに配置し，2名は病棟（腎泌尿器科病棟，血液内科病棟）に配置している。

　当院は12分野21名の認定看護師が在職しており，チーム医療の要として活躍している。それぞれの専門分野の知識や技術をもつ看護師が分子標的薬投与患者の看護チームの一員として支援することは，患者の副作用を最小限に抑え，患者が安心して継続して治療を受けることにつながる。たとえば，分子標的薬内服中の副作用として頻度が高い手足皮膚反応に，病棟CRCは，皮膚・排泄ケア認定看護師が入る褥瘡対策チームと早期に調整・連携をとり，適切な対応をとれるようにする。その他，がん看護専門看護師，がん化学療法看護認定看護師，摂食・嚥下障害看護認定看護師が入る栄養サポートチーム（NST），感染管理認定看護師が入る感染制御チーム（ICT）などとともに調整連携できると考える。

　さらに，病棟配置CRCの役割には，現場の看護師に分子標的薬投与の看護について普及していくことにある。現場の看護師が看護の要点がわかり，看護目標や看護計画が立案でき，それらを統一して実践ができるように指導的立場となるべきである。そして，それらの体制を組織的に系統的に整備することは，看護管理者の役割であることと思う。

　今後は，分子標的薬投与患者の看護の質の向上とともに，看護師の専門性の一つである患者の生活視点に目を向け，がん治療とともにその人がその人らしく人生を送れることを支えていける看護師を育成していきたい。

お薬の説明

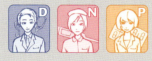

- ◆ スーテント®を服用される患者様へ　p. 73
- ◆ ネクサバール®を服用される患者様へ　p. 81
- ◆ アフィニトール®を服用される患者様へ　p. 89
- ◆ トーリセル®による治療を受けられる患者様へ　p. 97
- ◆ インライタ®を服用される患者様へ　p. 105
- ◆ ヴォトリエント®を服用される患者様へ　p. 113
- ◆ 分子標的治療に関する同意書　p. 121

　本章の内容はすべて付録CDに収載しておりますので，プリントしてご使用いただけます。
　なお，ご利用いただきやすいようにCDには1ページに1項目を収載しておりますため本章のページ構成と異なっております。

スーテント®を服用される患者様へ

お薬の説明と服用中の注意について

　これはスーテント®というお薬をよく知っていただき，腎がんに対する最良の治療を行うための説明書です。
　このお薬の内服をご希望される場合には，同意書にご署名ください。
　スーテントカプセルは効果が期待できる内服薬ですが，患者さんによっては強い副作用がでることがあります。安全に治療していただくために，説明をよく聞き，医師の指示は必ず守ってください。

山形大学医学部附属病院
―チーム YURCC―

あなたの病気について

　一般的に細胞は一定の法則にしたがって増殖しますが，なんらかの原因でその規律をくずし，異常な増殖をすることがあります。この細胞の固まりを「腫瘍」といいます。腫瘍には，他の場所に広がることや生命をおびやかすことが少ない良性腫瘍とよばれるものと，「がん」とよばれる悪性のものがあります。がんは，周りの正常な組織などにしみこむようにして増殖することが多く，組織を破壊したり，他の部位に転移するなどの特徴をもちます。また，栄養を運び，細胞が増殖するのを助ける血管を自ら作ることがあります。

　今，あなたが治療を必要としている病気は『腎細胞癌』（以下，腎がん）といい，がんの一種です。手術の対象とならない『腎がん』の治療法として，サイトカイン療法（インターフェロン-α，インターロイキン-2などの薬による治療法）や，あなたが使用する予定の「スーテント」に代表される分子標的治療があります。

　あなたがこの薬の内服を希望されない場合は，あなたの状態や過去の治療歴を考慮して，あなたに最も良いと考えられる治療法を行います。なお，いずれの治療を行う場合でも，合併症（副作用）が発現する可能性があります。

服用する前に確認すること

▌現在服用中の薬剤はありませんか？

　スーテントと飲み合わせの悪い薬がありますので，現在，服用中の薬や摂取されている健康食品がある場合はお知らせください。

　また，現在，他の病院や診療所で治療中の疾患がある場合や，スーテント服用中に新たに治療を始める場合，新たに薬を内服する場合は，担当医に伝えてください。薬局で市販の薬を購入する場合も同様に，担当医に伝えてください。

▌歯の治療や痔の治療，手術の予定などはありませんか？

　スーテントを服用すると，患者さんによっては出血しやすくなったり，出血が止まりにくくなったりします。歯の治療や痔の治療，手術の予定などがある場合は，内服前に担当医にお知らせください。また，スーテント治療継続中に歯科治療や他の病気に対しての手術治療が必要となった場合も，必ず事前に担当医にお知らせください。

▌普段の血圧は高くないですか？

　スーテントは血圧に影響するお薬です。高血圧の方は，さらに重症化する可能性があります。外来で治療を行う方や退院後もスーテントを服用される方は，家庭での血圧測定を毎日行うようにしてください。

スーテントについて

　一般的に使われる抗がん剤は，増殖し続けるがん細胞を攻撃し，増殖を抑える効果があります。このとき正常な細胞も攻撃してしまうために，そのダメージが副作用として現れます。
　一方，「スーテント」は，正常細胞内ではあまり働いていないが，がん細胞内では強く働いているような物質を攻撃します。この作用によって，がん細胞が増えることを抑えます。しかし，特有の副作用が現れることがありますので，副作用について十分理解して，治療を受けてください。

薬効

●がん細胞の増殖抑制（がん細胞が増えることを抑える）

　がん細胞の分裂する速さは，正常な細胞に比べてとても早いため，どんどん増殖して大きながんの固まりを作ります。分子標的薬は，がん細胞が増えようとする特別な信号を遮断することで，がん細胞の増殖を抑えます。

●血管新生の抑制

　がん細胞が成長するためには血管から酸素や栄養を得ることが必要です。スーテントはこのようながん細胞に栄養を送る血管ができるのをやめさせ，がん細胞に酸素や栄養が行かないようにすることで，がんの増殖を抑制する作用があります。

「スーテント」の期待される効果について

　『腎がん』の患者さんを対象とした「スーテント」の国内臨床試験の結果によると，「スーテント」を服用した患者さんのうち，腫瘍が小さくなったと認められた方は，ほかの薬剤による治療を受けていない患者さん25名中12名（48.0％），インターフェロン-αやインターロイキン-2などのほかの薬剤による治療を受けたことのある患者さん26名中12名（46.2％）でした。海外の臨床試験の結果によると，腫瘍が大きくならず抑えられる平均的な期間は，インターフェロン-αでは5カ月だったのに対し，スーテントでは11カ月であったと報告されています（この期間は平均的なものであり，ほとんど効果がなかった患者さんがいらっしゃる一方，非常に長期間腫瘍を抑えられている患者さんも多くいらっしゃいます）。

お薬の説明

スーテントの服用方法

　スーテントはカプセル状の飲み薬で，水またはぬるま湯と一緒に服用します。カプセルははずさずに飲んでください。この治療では原則として1日50mg（4カプセル）を服用していただきます。

スーテント®カプセル（成分名：スニチニブ）					
	1週目 (1〜7日目)	2週目 (8〜14日目)	3週目 (15〜21日目)	4週目 (22〜28日目)	5〜6週目 (29〜42日目)
	1日1回（朝） 4カプセル	→	→	→	お休み

1サイクル（6週間）

　スーテントは決められた量を1日1回決められた時刻に服用してください。服用は朝食の前でも後でもかまいません。4週間服用していただき，次の2週間は服用をお休みします。この6週間を「1サイクル」として，安全性に問題がなければこのサイクルを繰り返します。副作用などで薬を服用できないときは休薬を延長することがあります。

　また，担当医があなたの状態を診察して，あなたが服用している薬の量が多いと判断し用量を減らした場合は，担当医の指示に従い服用してください。

**来院日の朝はスーテントを服用せずに来院し，
診察，検査の後に服用してください。**

服用中に気をつけること

飲み忘れたときや，服用量を間違えたとき

　間違いに気づいたら，自分の判断で服用せずに，必ず担当医に連絡してください。また，自分の判断で薬の量を増やしたり減らしたりしないでください。

食べてはいけない食べ物や飲み物

　グレープフルーツまたはグレープフルーツジュースは，薬の効き目を強めてしまう恐れがありますので，服用期間中は摂取を避けてください。

　また，セント・ジョーンズ・ワート（セイヨウオトギリソウ）を含むサプリメントは，薬の効き目を弱めてしまいますので，服用しないようにしてください。

酒，タバコの継続

　アルコールの摂取や喫煙がスーテントの効果に影響するという報告は特にありませんが，タバコやアルコールは様々な薬剤の効果や副作用の発現に影響しますので，健康的な生活を送るためにも禁煙し，アルコールは最小限にとどめておくことが大切です。肝機能が悪化した時などは，治療途中に禁酒を指示することがあります。

副作用について

自覚できる副作用（カッコ内の数値は発現頻度を表します。）

●皮膚変色（82.7％），毛髪変色，毛髪色素脱失，脱毛

皮膚が黄色くなったり，白髪になったりしますが，休薬期間中に元に戻ります（皮膚の変色は薬の色です）。白目や爪が黄色くないようであれば，体への問題はありません。

●手足症候群（65.4％）

手や足底に皮疹が出て，赤く腫れたり，皮膚がむけたり，痛みを伴うことがあります。

このような症状が現れたら，刺激を与えないように注意しましょう。また，清潔に保つようにし，保湿することで軽減または予防することができます。あまりひどい場合には，あなたと相談の上，休薬，減量をしますので，受診の際に担当医へ伝えてください。

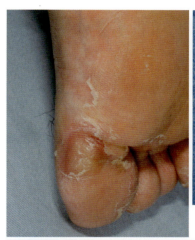
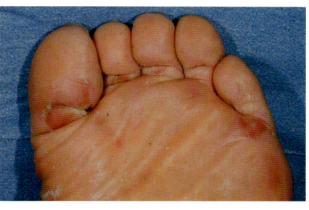
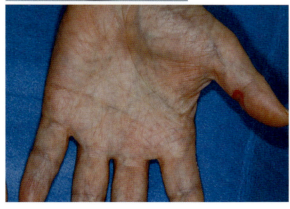
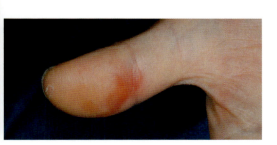

●口内炎（54.3％），歯肉炎（24.7％）

治療中に口の中があれたり，口内炎ができることがあります。うがいやブラッシングなどで口の中を清潔に保つようにしてください。ただし，強すぎるブラッシングは逆効果ですので，あまり力を入れないようにしてください。早めの対処で重症化を抑えられることもありますので，我慢しないで担当医に相談してください。

お薬の説明

- ●味覚異常（46％）

  治療中に味を感じにくくなったり，感じ方が変わったりします。

- ●疲労感，倦怠感（58.8％）

  服用しているときに，疲れやだるさを感じることがあります。治療中は無理をせずにゆっくり休んでください。また，多くの場合，服用を休めば治りますので，我慢しないで担当医に相談してください。

- ●食欲不振，吐き気（64.2％）

  薬の作用で，消化管が弱っている可能性があります。食事は消化しやすいように少しずつゆっくり食べてください。また，熱いものや辛いものなど刺激の強いものは避けてください。

  嘔吐や腹痛が激しい場合は，消化管を痛めている可能性がありますので，速やかに受診してください。

- ●出血しやすい

  歯ぐきや鼻，おしりなどから出血したり，出血が止まりにくくなることがあります。すぐに止まる出血は問題ありませんが，止まらない場合は速やかに受診してください。また，消化管出血や脳出血など緊急手術が必要になったり，生命に関わる出血も低頻度ですがありえます。

- ●間質性肺炎（1.2％）

  せき，息切れ，息苦しい，発熱，胸が痛いなどの症状が現れます。重症度は個人によって異なり，重症の場合は命に関わります。いつもと異なる息切れを感じた場合，速やかに医師へ連絡してください。また，症状がなくても，検査によって発見される場合がありますので，適宜検査をさせていただくことがあります。

- ●心不全（3.7％）

  動悸，息切れなどの症状が現れます。いつもと異なる息切れを感じた場合，速やかに医師へ連絡してください。また，症状がなくても，検査によって発見される場合がありますので，適宜検査をさせていただくことがあります。

検査でわかる副作用（カッコ内の数値は発現頻度を表します。）

スーテント内服期間中は，血液検査や体重，脈拍，体温，血圧などの測定を適宜行い，お体の状態を確認させていただきます。

- ●高血圧（49.4％）

  血圧上昇による重大な副作用の報告があるため，治療中は定期的な血圧の測定が大切です。また，高血圧が発現しても降圧薬の服用で治療は継続することができます。

●血小板減少（91.4%）

出血を止める作用がある血小板が少なくなると，出血しやすくなったり，出血がとまりにくくなったりします。

●白血球減少（85.2%），好中球減少（82.7%）

薬の作用で病原菌を退治する血液の成分である白血球（好中球）が少なくなることがあります。
白血球が少なくなると，病原菌に対する体の免疫力が弱くなり，感染症を起こしやすくなります。そのため，手洗い・うがいを心がけましょう!!

●甲状腺機能低下（16.0%）

甲状腺という首の部分にある臓器からでる甲状腺ホルモンが低下することにより，疲れやだるさを感じることがあります。開始当初は問題なくても，長期内服中に甲状腺機能が低下することも多くあります。甲状腺ホルモンを補充する薬（チラーヂンS®）で対処することができます。適宜採血で甲状腺ホルモン値を測定し，症状が出る前に甲状腺ホルモン薬を服用していただくことがあります。また，スーテント内服が長期間となった場合，内服中止後も甲状腺ホルモン薬内服を継続する必要がある場合があります。

●膵機能低下（39.5%）

ムカムカする，食欲がない等の症状が現れることがあります。タンパク分解酵素阻害薬を服用していただくことがあります。

その他の重大な副作用とその症状

- **心機能障害**　息苦しい，胸がドキドキする
- **可逆性後白質脳症症候群**　けいれん，視覚障害，意識障害，ふるえ
- **急性腎不全，ネフローゼ**　体がむくむ，尿量が減る
- **肝不全**　疲労，脱力感，食欲不振，皮膚の黄変，意識障害
- **横紋筋融解症**　筋肉が痛い，こわばる
- **肺塞栓症**　呼吸困難，動悸，胸の痛み
- **血栓性微小血管症**　貧血，出血しやすい

> 上記以外の副作用もありますので，これらの症状以外にも，
> いつもと違う，おかしいと感じたら伝えてください。

お薬の説明

スーテント内服を希望されない場合および内服開始後に同意を取り消される場合について

　スーテントを内服するかどうかは，あなたの意思でお決めください。もし，心配なことがあったり，迷ったりする場合にはどなたに相談していただいても結構です。病気や治療の内容をよくご理解いただいた上で同意が得られれば，スーテントを内服していただきたいと思います。

　もし，あなたがスーテント内服を取りやめたいと思われましたら，同意した後であっても，内服治療の途中であっても，いつでも同意を取り消すことができます。ご遠慮なくお申し出ください。

　また，スーテント内服を希望されない場合や，同意した後に同意を取り消された場合でも，これまでと同様に適切な治療を行いますので，あなたへの対応や治療において不利な扱いを受けることはありません。

スーテントを服用中に守っていただきたいこと

① 何か身体に異常を感じましたら，遠慮せずに担当医または相談窓口等にお知らせください。

② スーテントは必ず，担当医の指示どおりに服用してください。

③ もしも，担当医の指示どおりに服用できなかった場合は，診察の際に服用できなかった日や理由などをお教えください。

④ あなたの安全性を確保するために，この薬は適切な服用間隔を保って服用する必要がありますので，毎朝，一定の時間に服用してください。もし，服用を忘れた場合には，担当医へご相談ください。

⑤ 担当医が必要に応じて，あなたが診察・治療を受けている他の病院や診療科へ，あなたの治療状況を確認することがありますが，あらかじめご了承ください。

　スーテント内服開始後，担当医の指示が守れなかった場合などは，この薬の内服を中止していただくことがありますので，ご理解とご協力をお願いします。

　指定された診察日には必ず来院し，必要な診察や検査を受けてください。これはあなたの体調を定期的に確認するためです。ご都合が悪くなった場合は，必ず事前に担当医にご連絡ください。

ネクサバール®を服用される患者様へ

お薬の説明と服用中の注意について

　これはネクサバール®というお薬をよく知っていただき，腎がんに対する最良の治療を行うための説明書です。
　このお薬の内服をご希望される場合には，同意書にご署名ください。
　ネクサバール錠は効果が期待できる内服薬ですが，患者さんによっては強い副作用がでることがあります。安全に治療していただくために，説明をよく聞き，医師の指示は必ず守ってください。

山形大学医学部附属病院
－チーム YURCC －

あなたの病気について

　一般的に細胞は一定の法則にしたがって増殖しますが，なんらかの原因でその規律をくずし，異常な増殖をすることがあります。この細胞の固まりを「腫瘍」といいます。腫瘍には，他の場所に広がることや生命をおびやかすことが少ない良性腫瘍とよばれるものと，「がん」とよばれる悪性のものがあります。がんは，周りの正常な組織などにしみこむようにして増殖することが多く，組織を破壊したり，他の部位に転移するなどの特徴をもちます。また，栄養を運び，細胞が増殖するのを助ける血管を自ら作ることがあります。

　今，あなたが治療を必要としている病気は『腎細胞癌』(以下，腎がん)といい，がんの一種です。手術の対象とならない『腎がん』の治療法として，サイトカイン療法（インターフェロン-α，インターロイキン-2などの薬による治療法）や，あなたが使用する予定の「ネクサバール」に代表される分子標的治療があります。

　あなたがこの薬の内服を希望されない場合は，あなたの状態や過去の治療歴を考慮して，あなたに最も良いと考えられる治療法を行います。なお，いずれの治療を行う場合でも，合併症（副作用）が発現する可能性があります。

服用する前に確認すること

▍現在服用中の薬剤はありませんか？

　ネクサバールと飲み合わせの悪い薬がありますので，現在，服用中の薬や摂取されている健康食品がある場合はお知らせください。

　また，現在，他の病院や診療所で治療中の疾患がある場合や，ネクサバール服用中に新たに治療を始める場合，新たに薬を内服する場合は，担当医に伝えてください。薬局で市販の薬を購入する場合も同様に，担当医に伝えてください。

▍歯の治療や痔の治療，手術の予定などはありませんか？

　ネクサバールを服用すると，患者さんによっては出血しやすくなったり，出血が止まりにくくなったりします。歯の治療や痔の治療，手術の予定などがある場合は，内服前に担当医にお知らせください。また，ネクサバール治療継続中に歯科治療や他の病気に対しての手術治療が必要となった場合も，必ず事前に担当医にお知らせください。

▍普段の血圧は高くないですか？

　ネクサバールは血圧に影響するお薬です。高血圧の方は，さらに重症化する可能性があります。外来で治療を行う方や退院後もネクサバールを服用される方は，家庭での血圧測定を毎日行うようにしてください。

ネクサバールについて

　一般的に使われる抗がん剤は，増殖し続けるがん細胞を攻撃し，増殖を抑える効果があります。このとき正常な細胞も攻撃してしまうために，そのダメージが副作用として現れます。
　一方，「ネクサバール」は，正常細胞内ではあまり働いていないが，がん細胞内では強く働いているような物質を攻撃します。この作用によって，がん細胞が増えることを抑えます。しかし，特有の副作用が現れることがありますので，副作用について十分理解して，治療を受けてください。

薬効

●がん細胞の増殖抑制（がん細胞が増えることを抑える）

　がん細胞の分裂する速さは，正常な細胞に比べてとても早いため，どんどん増殖して大きながんの固まりを作ります。分子標的薬は，がん細胞が増えようとする特別な信号を遮断することで，がん細胞の増殖を抑えます。

●血管新生の抑制

　がん細胞が成長するためには血管から酸素や栄養を得ることが必要です。ネクサバールはこのようながん細胞に栄養を送る血管ができるのをやめさせ，がん細胞に酸素や栄養が行かないようにすることで，がんの増殖を抑制する作用があります。

「ネクサバール」の期待される効果について

　『腎がん』の患者さんを対象とした「ネクサバール」の国内臨床試験の結果によると，「ネクサバール」を服用した患者さんのうち，多少なりとも腫瘍が小さくなったと認められた方は，インターフェロン-αやインターロイキン-2などのほかの薬剤による治療を受けたことのある患者さん128名中103名（80.5％）でした。海外の臨床試験の結果によると，インターフェロン-αやインターロイキン-2などのほかの薬剤による治療を受けたことのある患者さんがネクサバールを内服した場合，腫瘍が大きくならず抑えられる平均的な期間は，5.5カ月であったと報告されています（この期間は平均的なものであり，ほとんど効果がなかった患者さんがいらっしゃる一方，非常に長期間腫瘍を抑えられている患者さんも多くいらっしゃいます）。

お薬の説明

ネクサバールの服用方法

この治療では原則として1日4錠（800 mg）を服用していただきます。安全性などに問題がない場合は，同じ服用量の内服を継続していただきます。ただし，担当医があなたの状態を診察して，服用量が多いと判断した場合は，量を少なくしたり，あるいは服用を止めていただくこともあります。その際の服用量の変更や服用の中止は，担当医があなたの状態を診察して決定しますので，ご自身の判断で中止や変更するのは止め，必ず来院し担当医の指示に従ってください。

ネクサバール®錠 200 mg（成分名：ソラフェニブ）

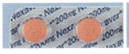
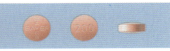

| 用法用量 | 1回2錠（400 mg）を1日2回（計4錠，800 mg），決まった時間に服用してください。 |

服用は，食前でも食後でもかまいませんが，毎日，一定の時間に服用してください。また，薬は指示されたとおりに服用してください。残った錠剤を服用したり，1回の服用で指示された量以上の錠剤を服用したりしないようご注意ください。

> **来院日の朝はネクサバールを服用せずに来院し，**
> **診察，検査の後に服用してください。**

服用中に気をつけること

飲み忘れたときや，服用量を間違えたとき

間違いに気づいたら，自分の判断で服用せずに，必ず担当医に連絡してください。また，自分の判断で薬の量を増やしたり減らしたりしないでください。

食べてはいけない食べ物や飲み物

グレープフルーツまたはグレープフルーツジュースは，薬の効き目を強めてしまう恐れがありますので，服用期間中は摂取を避けてください。

また，セント・ジョーンズ・ワート（セイヨウオトギリソウ）を含むサプリメントは，薬の効き目を弱めてしまいますので，服用しないようにしてください。

食事について

ネクサバールは食事の影響を受けやすい薬です。特に脂肪分が多く脂っこい食事は，薬の吸収を抑え効き目が弱くなります。バランスの良い食事を心がけ，偏食はできるだけ避けてください。

酒，タバコの継続

アルコールの摂取や喫煙がネクサバールの効果に影響するという報告は特にありませんが，タバコやアルコールは様々な薬剤の効果や副作用の発現に影響しますので，健康的な生活を送るためにも禁煙し，アルコールは最小限にとどめておくことが大切です。肝機能が悪化した時などは，治療途中に禁酒を指示することがあります。

副作用について

■ 自覚できる副作用（カッコ内の数値は発現頻度を表します。）

● 手足症候群（58.8％）

　手や足底に皮疹が出て，赤く腫れたり，皮膚がむけたり，痛みを伴うことがあります。
　このような症状が現れたら，刺激を与えないように注意しましょう。また，清潔に保つようにし，保湿することで軽減または予防することができます。あまりひどい場合には，あなたと相談の上，休薬，減量をしますので，受診の際に担当医へ伝えてください。

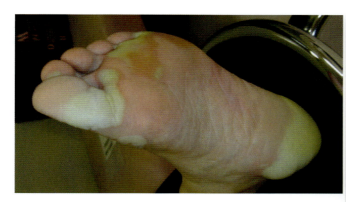
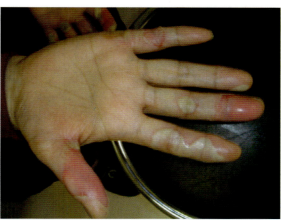
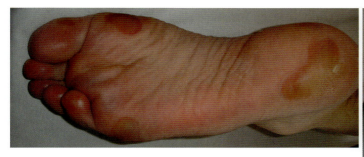
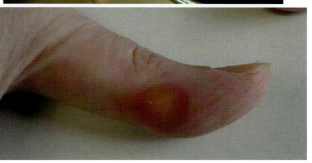

● 皮膚発疹（37.4％）

　多くの発疹は一時的なものですが，まれに生命に関わる重症の発疹が起こります。全身の発疹，口の中などの粘膜部に水ぶくれやびらんが出た場合は，速やかに医師へ連絡してください。

● 脱毛（38.9％）

　服用により脱毛することがあります。内服を中止すると元に戻ります。

● 口内炎（7.96％）

　治療中に口の中があれたり，口内炎ができることがあります。うがいやブラッシングなどで口の中を清潔に保つようにしてください。ただし，強すぎるブラッシングは逆効果ですので，あまり力を入れないようにしてください。早めの対処で重症化を抑えられることもありますので，我慢しないで担当医に相談してください。

お薬の説明

● **味覚異常**（26％）

治療中に味を感じにくくなったり，感じ方が変わったりします。

● **疲労感，倦怠感**（16.0％）

服用しているときに，疲れやだるさを感じることがあります。治療中は無理をせずにゆっくり休んでください。また，多くの場合，服用を休めば治りますので，我慢しないで担当医に相談してください。

● **下痢**（33.6％）

強い下痢の場合は止痢剤の内服などを行いますので，担当医と相談してください。

● **食欲不振**（13.7％），**吐き気**（4.6％）

薬の作用で，消化管が弱っている可能性があります。食事は消化しやすいように少しずつゆっくり食べてください。また，熱いものや辛いものなど刺激の強いものは避けてください。

嘔吐や腹痛が激しい場合は，消化管を痛めている可能性がありますので，速やかに受診してください。

● **出血しやすい**

歯ぐきや鼻，おしりなどから出血したり，出血が止まりにくくなることがあります。すぐに止まる出血は問題ありませんが，止まらない場合は速やかに受診してください。また，消化管出血や脳出血など緊急手術が必要になったり，生命に関わる出血も低頻度ですがありえます。

■ 検査でわかる副作用（カッコ内の数値は発現頻度を表します。）

ネクサバール内服期間中は，血液検査や体重，脈拍，体温，血圧などの測定を適宜行い，お体の状態を確認させていただきます。

● **高血圧**（27.5％）

血圧上昇による重大な副作用の報告があるため，治療中は定期的な血圧の測定が大切です。また，高血圧が発現しても降圧薬の服用で治療は継続することができます。

● **肝機能低下**（2.3％）

ネクサバールは肝臓で代謝される薬剤で，肝胆道系に障害が現れることがあります。疲れやだるさを感じることがあります。これらの症状に対しては，肝臓の働きを助ける肝機能改善薬を服用していただくことがあります。

● **膵機能低下（リパーゼ上昇 55.7％，アミラーゼ上昇 38.2％）**

ムカムカする，食欲がない等の症状が現れることがあります。タンパク分解酵素阻害薬を服用していただくことがあります。

● **免疫力の低下**

　薬の作用で病原菌を退治する血液の成分（白血球）が少なくなることがあります。白血球が少なくなると，病原菌に対する体の免疫力が弱くなり，感染症を起こしやすくなります。そのため，手洗い・うがいを心がけましょう！！

その他の重大な副作用とその症状

- **心機能障害**　　息苦しい，胸がドキドキする
- **間質性肺炎**　　発熱，痰が絡まない咳，息苦しい
- **可逆性後白質脳症症候群**　　けいれん，視覚障害
- **消化管穿孔**　　吐き気，嘔吐，激しい腹痛
- **急性腎不全，ネフローゼ**　　体がむくむ，尿量が減る
- **横紋筋融解症**　　筋肉が痛い，こわばる

> 上記以外の副作用もありますので，これらの症状以外にも，
> いつもと違う，おかしいと感じたら伝えてください。

ネクサバール内服を希望されない場合および内服開始後に同意を取り消される場合について

　ネクサバールを内服するかどうかは，あなたの意思でお決めください。もし，心配なことがあったり，迷ったりする場合にはどなたに相談していただいても結構です。病気や治療の内容をよくご理解いただいた上で同意が得られれば，ネクサバールを内服していただきたいと思います。

　もし，あなたがネクサバール内服を取りやめたいと思われましたら，同意した後であっても，内服治療の途中であっても，いつでも同意を取り消すことができます。ご遠慮なくお申し出ください。

　また，ネクサバール内服を希望されない場合や，同意した後に同意を取り消された場合でも，これまでと同様に適切な治療を行いますので，あなたへの対応や治療において不利な扱いを受けることはありません。

ネクサバールを服用中に守っていただきたいこと

① 何か身体に異常を感じましたら，遠慮せずに，担当医または相談窓口等にお知らせください。

② ネクサバールは必ず，担当医の指示どおりに服用してください。

③ もしも，担当医の指示どおりに服用できなかった場合は，診察の際に服用できなかった日や理由などをお教えください。

④ あなたの安全性を確保するために，この薬は適切な服用間隔を保って服用する必要がありますので，毎日，一定の時間に服用してください。もし，服用を忘れた場合には，担当医へご相談ください。

⑤ 担当医が必要に応じて，あなたが診察・治療を受けている他の病院や診療科へ，あなたの治療状況を確認することがありますが，あらかじめご了承ください。

　ネクサバール内服開始後，担当医の指示が守れなかった場合などは，この薬の内服を中止していただくことがありますので，ご理解とご協力をお願いします。

　指定された診察日には必ず来院し，必要な診察や検査を受けてください。これはあなたの体調を定期的に確認するためです。ご都合が悪くなった場合は，必ず事前に担当医にご連絡ください。

アフィニトール®を服用される患者様へ

お薬の説明と服用中の注意について

　これはアフィニトール®というお薬をよく知っていただき，腎がんに対する最良の治療を行うための説明書です。
　このお薬の内服をご希望される場合には，同意書にご署名ください。
　アフィニトール錠は効果が期待できる内服薬ですが，患者さんによっては強い副作用がでることがあります。安全に治療していただくために，説明をよく聞き，医師の指示は必ず守ってください。

山形大学医学部附属病院
－チーム YURCC－

お薬の説明

あなたの病気について

　一般的に細胞は一定の法則にしたがって増殖しますが，なんらかの原因でその規律をくずし，異常な増殖をすることがあります。この細胞の固まりを「腫瘍」といいます。腫瘍には，他の場所に広がることや生命をおびやかすことが少ない良性腫瘍とよばれるものと，「がん」とよばれる悪性のものがあります。がんは，周りの正常な組織などにしみこむようにして増殖することが多く，組織を破壊したり，他の部位に転移するなどの特徴をもちます。また，栄養を運び，細胞が増殖するのを助ける血管を自ら作ることがあります。

　今，あなたが治療を必要としている病気は『腎細胞癌』（以下，腎がん）といい，がんの一種です。手術の対象とならない『腎がん』の治療法として，サイトカイン療法（インターフェロン-α，インターロイキン-2などの薬による治療法）や，あなたが使用する予定の「アフィニトール」に代表される分子標的治療があります。

　あなたがこの薬の内服を希望されない場合は，あなたの状態や過去の治療歴を考慮して，あなたに最も良いと考えられる治療法を行います。なお，いずれの治療を行う場合でも，合併症（副作用）が発現する可能性があります。

服用する前に確認すること

▍現在服用中の薬剤はありませんか？

　アフィニトールと飲み合わせの悪い薬がありますので，現在，服用中の薬や摂取されている健康食品がある場合はお知らせください。

　また，現在，他の病院や診療所で治療中の疾患がある場合や，アフィニトール服用中に新たに治療を始める場合，新たに薬を内服する場合は，担当医に伝えてください。薬局で市販の薬を購入する場合も同様に，担当医に伝えてください。

▍妊娠中または妊娠の可能性はありませんか？
▍授乳中ではありませんか？

　アフィニトールは動物実験で，胎児に対する毒性が認められました。また，乳汁中にも薬剤が移行することが報告されています。本剤投与中および投与後最低8週間は妊娠，授乳を避けてください。

▍肺に関する疾患はありませんか？

　アフィニトールは間質性肺炎という特殊な肺炎を起こす可能性があります。肺になんらかの疾患がある方は，重症化する恐れがあり，慎重に治療していく必要がありますので，担当医に伝えてください。

90

肝炎，結核にかかったことはありませんか？

　アフィニトールは免疫抑制作用（体の抵抗力を弱める作用）があります。治療前は症状がない場合でも感染症が急激に悪化することがあります。肝炎，結核にかかったことがある方や，肝炎ウイルスに感染しているといわれたことのある方は慎重に投与する必要がありますので，担当医にお知らせください。

アフィニトールについて

　一般的に使われる抗がん剤は，増殖し続けるがん細胞を攻撃し，増殖を抑える効果があります。このとき正常な細胞も攻撃してしまうために，そのダメージが副作用として現れます。
　一方，「アフィニトール」は，正常細胞内ではあまり働いていないが，がん細胞内では強く働いているような物質を攻撃します。この作用によって，がん細胞が増えることを抑えます。しかし，特有の副作用が現れることがありますので，副作用について十分理解して，治療を受けてください。

薬効

●がん細胞の増殖抑制（がん細胞が増えることを抑える）

　がん細胞の分裂する速さは，正常な細胞に比べてとても早いため，どんどん増殖して大きながんの固まりを作ります。分子標的薬は，がん細胞が増えようとする特別な信号を遮断することで，がん細胞の増殖を抑えます。

●血管新生の抑制

　がん細胞が成長するためには血管から酸素や栄養を得ることが必要です。アフィニトールはこのようながん細胞に栄養を送る血管ができるのをやめさせ，がん細胞に酸素や栄養が行かないようにすることで，がんの増殖を抑制する作用があります。

「アフィニトール」の期待される効果について

　『腎がん』の患者さんを対象とした「アフィニトール」の国際共同臨床試験の結果によると，他の分子標的薬を内服していたが効果がなくなったり強い副作用が出たりして継続できなくなった患者さんがアフィニトールを内服した場合，腫瘍が大きくならず抑えられる平均的な期間は，4カ月であったと報告されています（この期間は平均的なものであり，ほとんど効果がなかった患者さんがいらっしゃる一方，非常に長期間腫瘍を抑えられている患者さんも多くいらっしゃいます）。

アフィニトールの服用方法

アフィニトールは水またはぬるま湯と一緒に服用します。

錠剤は噛まずに飲んでください。この治療では原則として1日1回10 mgを，空腹時に服用していただきます。毎朝，一定の時間に服用してください。

治療は4週間（28日間）を「1サイクル」として，安全性に問題がなければこのサイクルを繰り返します。副作用などで薬を服用できないときは休薬することがあります。

また，担当医があなたの状態を診察して，あなたが服用している薬の量が多いと判断し用量を減らした場合は，担当医の指示に従い服用してください。

アフィニトール®錠 5 mg（成分名：エベロリムス）	
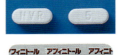 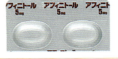	アフィニトールは食事の影響を受けやすい薬です。 そのため，空腹時に服用する必要があります。 ◆服用時間の目安 　食事の前に服用する場合……食事の1時間以上前に服用してください。 　食事の後に服用する場合……食後2時間以降に服用してください。

> **来院日の朝はアフィニトールを服用せずに来院し，
> 診察，検査の後に服用してください。**

服用中に気をつけること

飲み忘れたときや，服用量を間違えたとき

間違いに気づいたら，自分の判断で服用せずに，必ず担当医に連絡してください。また，自分の判断で薬の量を増やしたり減らしたりしないでください。

食べてはいけない食べ物や飲み物

グレープフルーツまたはグレープフルーツジュースは，薬の効き目を強めてしまう恐れがありますので，服用期間中は摂取を避けてください。

また，セント・ジョーンズ・ワート（セイヨウオトギリソウ）を含むサプリメントは，薬の効き目を弱めてしまいますので，服用しないようにしてください。

酒，タバコの継続

アルコールの摂取や喫煙がアフィニトールの効果に影響するという報告は特にありませんが，タバコやアルコールは様々な薬剤の効果や副作用の発現に影響しますので，健康的な生活を送るためにも禁煙し，アルコールは最小限にとどめておくことが大切です。肝機能が悪化した時などは，治療途中に禁酒を指示することがあります。

副作用について

自覚できる副作用（カッコ内の数値は発現頻度を表します。）

●間質性肺炎（11.7%）

せき，息切れ，息苦しい，発熱，胸が痛いなどの症状が現れます。重症度は個人によって異なり，重症の場合は命に関わります。いつもと異なる息切れを感じた場合，速やかに医師へ連絡してください。また，症状がなくても，検査によって発見される場合がありますので，適宜検査をさせていただくことがあります。

●疲労感，倦怠感

服用しているときに，疲れやだるさを感じることがあります。治療中は無理をせずにゆっくり休んでください。また，症状がひどい場合は我慢しないで担当医に相談してください。

●口内炎（36.1%）

治療中に口の中があれたり，口内炎ができることがあります。うがいやブラッシングなどで口の中を清潔に保つようにしてください。ただし，強すぎるブラッシングは逆効果ですので，あまり力を入れないようにしてください。早めの対処で重症化を抑えられることもありますので，我慢しないで担当医に相談してください。

●食欲不振，吐き気

薬の作用で，消化管が弱っている可能性があります。食事は消化しやすいように少しずつゆっくり食べてください。また，熱いものや辛いものなど刺激の強いものは避けてください。

●感染症（13.1%）

アフィニトールは免疫抑制作用（体の抵抗力を弱める作用）がありますので，病原菌に感染しやすくなります。手洗いやうがいなどを心がけ，人混みには行かないようにしてください。また，重症化もしやすいので，高熱や，いつもと異なる息切れなどを感じた場合は，速やかに医師へ連絡してください。

検査でわかる副作用（カッコ内の数値は発現頻度を表します。）

アフィニトール内服期間中は，血液検査や体重，脈拍，体温，血圧などの測定を適宜行い，お体の状態を確認させていただきます。

●白血球減少，好中球減少

薬の作用で病原菌を退治する血液の成分である白血球（好中球）が少なくなることがあります。
白血球が少なくなると，病原菌に対する体の免疫力が弱くなり，感染症を起こしやすくなります。そのため，手洗い・うがいを心がけましょう！！

●血小板減少

血小板は出血を止める働きがあります。これが少なくなると，内出血，鼻血，歯磨きによる口の中の出血などの症状が起こることがあります。

●高血糖，糖尿病

本剤の服用で高血糖（血液中の糖分が高くなること）や糖尿病が発現することがあります。服用中は糖分の摂りすぎには注意してください。

●脂質異常

高コレステロール血症，高トリグリセリド血症が発現することがあります。治療が必要な場合は薬を使うことがあります。

その他の重大な副作用とその症状

- **進行性多巣性白質脳症**　けいれん，認知障害，意識障害，麻痺
- **腎不全**　体がむくむ，尿量が減る
- **肝不全**　疲労，脱力感，食欲不振，皮膚の黄変，意識障害
- **血栓性微小血管障害**　貧血，出血しやすい
- **心嚢液貯留**　息苦しい，胸が苦しい，意識障害，不安感
- **肺胞タンパク症**　息切れ，咳，呼吸困難

> 上記以外の副作用もありますので，これらの症状以外にも，いつもと違う，おかしいと感じたら伝えてください。

アフィニトール内服を希望されない場合および内服開始後に同意を取り消される場合について

　アフィニトールを内服するかどうかは，あなたの意思でお決めください。もし，心配なことがあったり，迷ったりする場合にはどなたに相談していただいても結構です。病気や治療の内容をよくご理解いただいた上で同意が得られれば，アフィニトールを内服していただきたいと思います。

　もし，あなたがアフィニトール内服を取りやめたいと思われましたら，同意した後であっても，内服治療の途中であっても，いつでも同意を取り消すことができます。ご遠慮なくお申し出ください。

　また，アフィニトール内服を希望されない場合や，同意した後に同意を取り消された場合でも，これまでと同様に適切な治療を行いますので，あなたへの対応や治療において不利な扱いを受けることはありません。

アフィニトールを服用中に守っていただきたいこと

① 何か身体に異常を感じましたら，遠慮せずに，担当医または相談窓口等にお知らせください。

② アフィニトールは必ず，担当医の指示どおりに服用してください。

③ もしも，担当医の指示どおりに服用できなかった場合は，診察の際に服用できなかった日や理由などをお教えください。

④ あなたの安全性を確保するために，この薬は適切な服用間隔を保って服用する必要がありますので，毎朝，一定の時間に服用してください。もし，服用を忘れた場合には，担当医へご相談ください。

⑤ 担当医が必要に応じて，あなたが診察・治療を受けている他の病院や診療科へ，あなたの治療状況を確認することがありますが，あらかじめご了承ください。

　アフィニトール内服開始後，担当医の指示が守れなかった場合などは，この薬の内服を中止していただくことがありますので，ご理解とご協力をお願いします。

　指定された診察日には必ず来院し，必要な診察や検査を受けてください。これはあなたの体調を定期的に確認するためです。ご都合が悪くなった場合は，必ず事前に担当医にご連絡ください。

トーリセル®による治療を受けられる患者様へ

お薬の説明と治療中の注意について

　これはトーリセル®というお薬をよく知っていただき，腎がんに対する最良の治療を行うための説明書です。
　このお薬による治療をご希望される場合には，同意書にご署名ください。
　トーリセル点滴静注液は効果が期待できるお薬ですが，患者さんによっては強い副作用がでることがあります。安全に治療していただくために，説明をよく聞き，医師の指示は必ず守ってください。

山形大学医学部附属病院
－チーム YURCC －

あなたの病気について

　一般的に細胞は一定の法則にしたがって増殖しますが，なんらかの原因でその規律をくずし，異常な増殖をすることがあります。この細胞の固まりを「腫瘍」といいます。腫瘍には，他の場所に広がることや生命をおびやかすことが少ない良性腫瘍とよばれるものと，「がん」とよばれる悪性のものがあります。がんは，周りの正常な組織などにしみこむようにして増殖することが多く，組織を破壊したり，他の部位に転移するなどの特徴をもちます。また，栄養を運び，細胞が増殖するのを助ける血管を自ら作ることがあります。

　今，あなたが治療を必要としている病気は『腎細胞癌』（以下，腎がん）といい，がんの一種です。手術の対象とならない『腎がん』の治療法として，サイトカイン療法（インターフェロン-α，インターロイキン-2などの薬による治療法）や，あなたが使用する予定の「トーリセル」に代表される分子標的治療があります。

　あなたがこの薬による治療を希望されない場合は，あなたの状態や過去の治療歴を考慮して，あなたに最も良いと考えられる治療法を行います。なお，いずれの治療を行う場合でも，合併症（副作用）が発現する可能性があります。

治療を始める前に確認すること

現在服用中の薬剤はありませんか？

　トーリセルによる治療中に服用することが好ましくない薬がありますので，現在，服用中の薬や摂取されている健康食品がある場合はお知らせください。

　また，現在，他の病院や診療所で治療中の疾患がある場合や，トーリセルによる治療中に新たに治療を始める場合，新たに薬を内服する場合は，担当医に伝えてください。薬局で市販の薬を購入する場合も同様に，担当医に伝えてください。

妊娠中または妊娠の可能性はありませんか？
授乳中ではありませんか？

　トーリセルは動物実験で，胎児に対する毒性が認められました。また，授乳中にトーリセルを投与したときの安全性は確立していません。本剤による治療中および治療後最低8週間は妊娠，授乳を避けてください。

肺に関する疾患はありませんか？

　トーリセルは間質性肺炎という特殊な肺炎を起こす可能性があります。肺になんらかの疾患がある方は，重症化する恐れがあり，慎重に治療していく必要がありますので，担当医に伝えてください。

肝炎，結核にかかったことはありませんか？

　トーリセルは免疫抑制作用（体の抵抗力を弱める作用）があります。治療前は症状がない場合でも感染症が急激に悪化することがあります。肝炎，結核にかかったことがある方や，肝炎ウイルスに感染しているといわれたことのある方は慎重に投与する必要がありますので，担当医にお知らせください。

トーリセルについて

　一般的に使われる抗がん剤は，増殖し続けるがん細胞を攻撃し，増殖を抑える効果があります。このとき正常な細胞も攻撃してしまうために，そのダメージが副作用として現れます。

　一方，「トーリセル」は，正常細胞内ではあまり働いていませんが，がん細胞内では強く働いているような物質を攻撃します。この作用によって，がん細胞の増殖を抑えます。しかし，特有の副作用が現れることがありますので，副作用について十分理解して，治療を受けてください。

薬効

●がん細胞の増殖抑制（がん細胞が増えることを抑える）

　がん細胞の分裂する速さは，正常な細胞に比べてとても早いため，どんどん増殖して大きながんの固まりを作ります。分子標的薬は，がん細胞が増えようとする特別な信号を遮断することで，がん細胞の増殖を抑えます。

●血管新生の抑制

　がん細胞が成長するためには血管から酸素や栄養を得ることが必要です。トーリセルはこのようながん細胞に栄養を送る血管ができるのをやめさせ，がん細胞に酸素や栄養が行かないようにすることで，がんの増殖を抑制する作用があります。

「トーリセル」の期待される効果について

　『腎がん』の患者さんを対象とした「トーリセル」の国際共同臨床試験の結果によると，転移のある腎がん患者さんの中でも進行が速いことが予測される患者さんにおいて，腫瘍が大きくならず抑えられる平均的な期間は，インターフェロン-αで治療した場合2カ月だったのに対し，トーリセルで治療した場合4カ月であったと報告されています（この期間は平均的なものであり，ほとんど効果がなかった患者さんがいらっしゃる一方，長期間腫瘍を抑えられている患者さんもいらっしゃいます）。

お薬の説明

トーリセルの治療スケジュール

　トーリセルは，1週間に1回，30〜60分間かけて静脈から点滴注射します。

　この治療では，原則として1回25 mgを点滴しますが，担当医があなたの状態を診察して，量が多いと判断した場合は，量を少なくしたり，あるいは点滴を延期，中止することもあります。その判断は，担当医があなたの状態を診察して決定しますので，ご自分の判断で通院を中止したりせず，予定日には必ず来院してください。

　また，トーリセルはアレルギー反応（全身の発疹や息苦しさなど）を引き起こすことがありますため，アレルギー予防の薬を処方しますので，医師や看護師，薬剤師の指示に従い，トーリセルの点滴前から服用してください。

治療中に気をつけること

食べてはいけない食べ物や飲み物

　グレープフルーツまたはグレープフルーツジュースは，薬の効き目を強めてしまう恐れがありますので，治療期間中は摂取を避けてください。

　また，セント・ジョーンズ・ワート（セイヨウオトギリソウ）を含むサプリメントは，薬の効き目を弱めてしまいますので，服用しないようにしてください。

酒，タバコの継続

　アルコールの摂取や喫煙がトーリセルの効果に影響するという報告は特にありませんが，タバコやアルコールは様々な薬剤の効果や副作用の発現に影響しますので，健康的な生活を送るためにも禁煙し，アルコールは最小限にとどめておくことが大切です。肝機能が悪化した時などは，治療途中に禁酒を指示することがあります。

副作用について

自覚できる副作用（カッコ内の数値は海外での発現頻度を表します。）

●間質性肺炎

せき，息苦しい，発熱，胸が痛いなどの症状が現れます。重症度は個人によって異なり，軽度な場合もありますが，重症の場合は命に関わることもあります。これらの症状が認められたら，担当医に伝えてください。また，症状がなくても，検査によって発見される場合がありますので，適宜検査をさせていただくことがあります。

●アレルギー反応，皮膚発疹

アレルギー予防のお薬を服用していただきますが，それでもアレルギー反応が起こることがあります。その症状は，皮膚が赤くなる，じんましんが出る，胸が痛い，息苦しいといったもので，トーリセルを点滴している間や点滴した後に出現します。初回投与時だけでなく，2回目以降の投与時に初めて症状が現れることもあります。このような症状が現れた場合には，すぐに処置を行う必要がありますので，医師または看護師に伝えてください。

●疲労感，倦怠感（51%）

治療期間中に疲れやだるさを感じることがあります。治療中は無理をせずにゆっくり休んでください。また，症状がひどい場合は我慢しないで主治医にご相談ください。

●口内炎（20%）

治療中に口の中があれたり，口内炎ができることがあります。うがいやブラッシングなどで口の中を清潔に保つようにしてください。ただし，強すぎるブラッシングは逆効果ですので，あまり力を入れないようにしてください。早めの対処で重症化を抑えられることもありますので，我慢しないで担当医に相談してください。

●食欲不振（32%），吐き気（37%）

薬の作用で，消化管が弱っている可能性があります。食事は消化しやすいように少しずつゆっくり食べてください。また，熱いものや辛いものなど刺激の強いものは避けてください。

●感染症（27%）

トーリセルは免疫抑制作用（体の抵抗力を弱める作用）がありますので，病原菌に感染しやすくなります。手洗いやうがいなどを心がけ，人混みには行かないようにしてください。また，結核や肝炎にかかったことのある方は，必ず担当医に伝えてください。

検査でわかる副作用 （カッコ内の数値は海外での発現頻度を表します。）

トーリセルによる治療期間中は，血液検査や体重，脈拍，体温，血圧などの測定を適宜行い，お体の状態を確認させていただきます。

●白血球減少（6％），好中球減少（7％）

薬の作用で病原菌を退治する血液の成分である白血球（好中球）が少なくなることがあります。白血球が少なくなると，病原菌に対する体の免疫力が弱くなり，感染症を起こしやすくなります。そのため，手洗い・うがいを心がけましょう!!

●血小板減少（14％）

血小板は出血を止める働きがあります。これが少なくなると，内出血，鼻血，歯磨きによる口の中の出血などの症状が起こることがあります。

●高血糖（26％），糖尿病

高血糖（血液中の糖分が高くなること）が発現することがあります。治療中は糖分の摂りすぎには注意してください。

●脂質異常（27％）

高コレステロール血症，高トリグリセリド血症が発現することがあります。治療が必要な場合は薬を使うことがあります。

その他の重大な副作用とその症状

- **静脈血栓塞栓症，血栓性静脈炎**　皮膚，唇，手足の爪が紫色になる，足がむくむ
- **腎不全**　体がむくむ，目が腫れぼったい，尿が出ない，尿量が減る
- **消化管穿孔**　血便が出る，腹痛（吐き気や嘔吐を伴うこともある）
- **心嚢液貯留，胸水**　胸が痛い，胸がドキドキする（動悸）
- **脳出血**　激しい頭痛，嘔吐
- **皮膚粘膜眼症候群（スティーブンス・ジョンソン症候群）**　38℃以上の高熱が出る，目の充血やまぶたの腫れ，唇や陰部がただれる
- **横紋筋融解症**　筋肉が痛い，手足がしびれる，力が入らない，赤っぽい尿が出る（血尿）

> 上記以外の副作用もありますので，これらの症状以外にも，いつもと違う，おかしいと感じたら伝えてください。

トーリセルによる治療を希望されない場合および治療開始後に同意を取り消される場合について

　トーリセルによる治療を受けるかどうかは，あなたの意思でお決めください。もし，心配なことがあったり，迷ったりする場合にはどなたに相談していただいても結構です。病気や治療の内容をよくご理解いただいた上で同意が得られれば，トーリセルによる治療を受けていただきたいと思います。

　もし，あなたがトーリセルによる治療を取りやめたいと思われましたら，同意した後であっても，治療の途中であっても，いつでも同意を取り消すことができます。ご遠慮なくお申し出ください。

　また，トーリセルによる治療を希望されない場合や，同意した後に同意を取り消された場合でも，これまでと同様に適切な治療を行いますので，あなたへの対応や治療において不利な扱いを受けることはありません。

トーリセル治療中に守っていただきたいこと

① 何か身体に異常を感じましたら，遠慮せずに，担当医または相談窓口等にお知らせください。

② トーリセルは1週間に1回，点滴により投与する薬です。担当医に指定された日に必ず来院し，治療を受けるようにしてください。

③ 担当医が必要に応じて，あなたが診察・治療を受けている他の病院や診療科へ，あなたの治療状況を確認することがありますが，あらかじめご了承ください。

　指定された診察日には必ず来院し，必要な診察や検査を受けてください。これはあなたの体調を定期的に確認するためです。ご都合が悪くなった場合は，必ず事前に担当医にご連絡ください。

103

インライタ®を
服用される患者様へ

お薬の説明と治療中の注意について

　これはインライタ®というお薬をよく知っていただき，腎がんに対する最良の治療を行うための説明書です。
　このお薬の内服をご希望される場合には，同意書にご署名ください。
　インライタ錠は効果が期待できる内服薬ですが，患者さんによっては強い副作用がでることがあります。安全に治療していただくために，説明をよく聞き，医師の指示は必ず守ってください。

山形大学医学部附属病院
－チーム YURCC －

あなたの病気について

　一般的に細胞は一定の法則にしたがって増殖しますが，なんらかの原因でその規律をくずし，異常な増殖をすることがあります。この細胞の固まりを「腫瘍」といいます。腫瘍には，他の場所に広がることや生命をおびやかすことが少ない良性腫瘍とよばれるものと，「がん」とよばれる悪性のものがあります。がんは，周りの正常な組織などにしみこむようにして増殖することが多く，組織を破壊したり，他の部位に転移するなどの特徴をもちます。また，栄養を運び，細胞が増殖するのを助ける血管を自ら作ることがあります。

　今，あなたが治療を必要としている病気は『腎細胞癌』(以下，腎がん) といい，がんの一種です。手術の対象とならない『腎がん』の治療法として，サイトカイン療法（インターフェロン-α，インターロイキン-2 などの薬による治療法）や，あなたが使用する予定の「インライタ」に代表される分子標的治療があります。

　あなたがこの薬の内服を希望されない場合は，あなたの状態や過去の治療歴を考慮して，あなたに最も良いと考えられる治療法を行います。なお，いずれの治療を行う場合でも，合併症（副作用）が発現する可能性があります。

服用を始める前に確認すること

▎現在服用中の薬剤はありませんか？

　インライタによる治療中に服用することが好ましくない薬が数多くありますので，現在，服用中の薬や摂取されている健康食品がある場合はお知らせください。

　また，現在，他の病院や診療所で治療中の疾患がある場合や，インライタによる治療中に新たに治療を始める場合，新たに薬を内服する場合は，担当医に伝えてください。薬局で市販の薬を購入する場合も同様に，担当医にお伝えください。

▎歯の治療や痔の治療，手術の予定などはありませんか？

　インライタを服用すると，患者さんによっては出血しやすくなったり，出血が止まりにくくなったりします。歯の治療や痔の治療，手術の予定などがある場合は，内服前に担当医にお知らせください。また，インライタ治療継続中に歯科治療や他の病気に対しての手術治療が必要となった場合も，必ず事前に担当医にお知らせください。

▎普段の血圧は高くないですか？

　インライタは血圧に影響するお薬です。高血圧の方は，さらに重症化する可能性があります。外来で治療を行う方や退院後もインライタを服用される方は，家庭での血圧測定を毎日行うようにしてください。

妊娠中または妊娠している可能性はありませんか？
授乳中ではありませんか？

　インライタは動物実験で，胎児に対する毒性が認められました。また，インライタを授乳中に投与したときの安全性は確立していません。インライタ治療中および治療後最低8週間は妊娠，授乳を避けてください。

インライタについて

　一般的に使われる抗がん剤は，増え続けるがん細胞を攻撃し，増殖を抑える効果があります。このとき正常な細胞も攻撃してしまうために，そのダメージが副作用として現れます。

　一方，「インライタ」は，正常細胞内ではあまり働いていないが，がん細胞内では強く働いているような物質を攻撃します。この作用によって，がん細胞が増えることを抑えます。しかし，特有の副作用が現れることがありますので，副作用について十分理解して，治療を受けてください。

薬効

●がん細胞の増殖抑制（がん細胞が増えることを抑える）

　がん細胞の成長の速さは，正常な細胞に比べてとても早いため，どんどん増殖して大きながんの固まりを作ります。インライタは，がん細胞が増えようとする特別な信号を遮断することで，がん細胞の増殖を抑制する作用があります。

●血管新生の抑制

　がん細胞が成長するためには血管から酸素や栄養を得ることが必要です。インライタはこのようながん細胞に栄養を送る血管ができるのをやめさせ，がん細胞に酸素や栄養が行かないようにすることで，がんの増殖を抑制する作用があります。

「インライタ」の期待される効果について

　『腎がん』の患者さんを対象とした「インライタ」の国際臨床試験（日本人の患者さんも含まれています）の結果によると，インターフェロン-αや他の分子標的薬による治療を受け効果がなくなった患者さんがインライタを内服した場合，腫瘍が大きくならず抑えられる平均的な期間は，6.7カ月であったと報告されています（この期間は平均的なものであり，ほとんど効果がなかった患者さんがいらっしゃる一方，非常に長期間腫瘍を抑えられている患者さんも多くいらっしゃいます）。

107

お薬の説明

インライタの治療スケジュール

　この治療では原則として1回5 mg錠1錠を1日2回服用していただきます。服用後の血圧や副作用をみて薬剤を増量，減量していきます。その判断は，担当医があなたの状態を診察して決定しますので，ご自分の判断で通院を中止したりせず，予定日には必ず来院してください。

インライタ®錠5 mg（成分名：アキシチニブ）	用法用量 1回1錠（5 mg）を 1日2回（計2錠，10 mg）， 決まった時間に服用してください。

　服用は，食前でも食後でもかまいません。ただし，薬は指示されたとおりに服用してください。残った錠剤を服用したり，1回の服用で指示された量以上の錠剤を服用したりしないようご注意ください。

服用中に気をつけること

食べてはいけない食べ物や飲み物

　グレープフルーツまたはグレープフルーツジュースは，インライタの効果を強め，副作用が強く出てしまう恐れがあるので，治療期間中は摂取を避けてください。
　また，セント・ジョーンズ・ワート（セイヨウオトギリソウ）を含むサプリメントは，インライタの効果を弱めてしまいますので，服用しないようにしてください。

食事について

　インライタは食事の影響を受けやすい薬です。特に脂肪分が多く脂っこい食事は，薬の吸収を抑え効き目が弱くなります。バランスの良い食事を心がけ，偏食はできるだけ避けてください。

酒，タバコの継続

　アルコールの摂取や喫煙がインライタの効果に影響するという報告は特にありませんが，タバコやアルコールは様々な薬剤の効果や副作用の発現に影響しますので，健康的な生活を送るためにも禁煙し，アルコールは最小限にとどめておくことが大切です。肝機能が悪化したときなどは，治療途中に禁酒を指示することがあります。

副作用について

■ 自分でわかる副作用（カッコ内の数値は国内を含む国際臨床試験での頻度を表します。）

● 手足症候群（27%）

手や足底に皮疹が出て，赤く腫れたり，皮膚がむけたり，痛みを伴うことがあります。
このような症状が現れたら，刺激を与えないようにしましょう。また，清潔に保つようにし，保湿することで軽減または予防することができます。

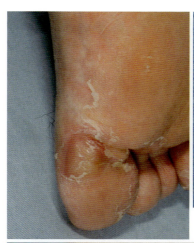
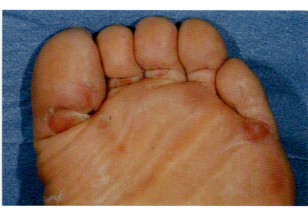
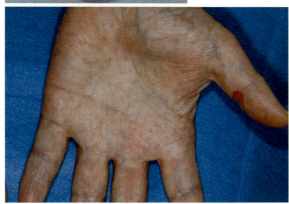
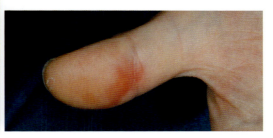

● 口内炎（15%）

治療中に口の中があれたり，口内炎ができることがあります。うがいやブラッシングなどで口の中を清潔に保つようにしてください。ただし，強すぎるブラッシングは逆効果ですので，あまり力を入れないようにしてください。早めの対処で重症化を抑えられることもありますので，我慢しないで担当医に相談してください。

● 疲労感，倦怠感（35%）

治療期間中に，疲れやだるさを感じることがあります。治療中は無理をせずにゆっくり休んでください。また，症状がひどい場合は我慢しないで主治医に相談してください。

お薬の説明

- **食欲不振**（34%），**吐き気**（32%），**下痢**（55%）

  インライタの作用で，消化管が弱っている可能性があります。食事は消化しやすいように少しずつゆっくり食べてください。また，熱いものや辛いものなど刺激の強いものは避けてください。

- **発声障害**（28%）

  インライタの作用で声がしゃがれたり，声が出にくくなったりします。インライタをやめると2週間前後で元に戻ります。

- **筋肉痛など**（23%）

  インライタ内服中，筋肉痛や関節が動きにくくなるなどの症状が出ることがあります。

- **出血しやすい**

  歯ぐきや鼻，おしりなどから出血したり，出血が止まりにくくなることがあります。すぐに止まる出血は問題ありませんが，止まらない場合は速やかに受診してください。また，消化管出血や脳出血など緊急手術が必要になったり，生命に関わる出血も低頻度ですがありえます。

- **間質性肺炎**

  せき，息切れ，息苦しい，発熱，胸が痛いなどの症状が現れます。重症度は個人によって異なり，重症の場合は命に関わります。いつもと異なる息切れを感じた場合，速やかに医師へ連絡してください。また，症状がなくても，検査によって発見される場合がありますので，適宜検査をさせていただくことがあります。

- **心不全**

  動悸，息切れなどの症状が現れます。いつもと異なる息切れを感じた場合，速やかに医師へ連絡してください。また，症状がなくても，検査によって発見される場合がありますので，適宜検査をさせていただくことがあります。

検査でわかる副作用（カッコ内の数値は国内を含む国際臨床試験での頻度を表します。）

インライタによる治療期間中は，血液検査や体重，脈拍，体温，血圧などの測定を適宜行い，お体の状態を確認させていただきます。

- **白血球減少**（6%）

  インライタの作用で病原菌を退治する血液の成分である白血球（好中球）が少なくなることがあります。白血球が少なくなると，病原菌に対する体の抵抗力が弱くなり，感染症を起こしやすくなります。そのため，手洗い・うがいを心がけましょう!!

- **血小板減少**（15%）

  血小板は出血を止める働きがあります。これが少なくなると，内出血，鼻血，歯磨きによる口の中の出血などの症状が起こることがあります。

● **高血圧**

　血圧上昇による重大な副作用の報告があるため，治療中は定期的な血圧の測定が大切です。逆に，内服しても血圧が上昇しない場合は，高血圧が起こるまで，上限1回10 mgまでインライタの内服量を増やすことがあります。

● **タンパク尿**（11%）

　高度のタンパク尿により薬剤の減量，休薬，中止を要することがあります。

● **肝機能障害**（2%）

　インライタは肝臓で代謝される薬剤で，肝胆道系に障害が現れることがあります。疲れやだるさを感じることがあります。これらの症状に対しては，肝臓の働きを助ける肝機能改善薬を服用していただくことがあります。

● **甲状腺機能障害**（18%）

　甲状腺という首の部分にある臓器から出る甲状腺ホルモンが低下することにより，疲れやだるさを感じることがあります。開始当初は問題なくても，長期内服中に甲状腺機能が低下することも多くあります。甲状腺ホルモンを補充する薬（チラージンS®）で対処することができます。適宜採血で甲状腺ホルモン値を測定し，症状が出る前に甲状腺ホルモン薬を服用していただくことがあります。また，インライタ内服が長期間となった場合，内服中止後も甲状腺ホルモン薬内服を継続する必要がある場合があります。

その他の重大な副作用とその症状

● **動脈血栓塞栓症，静脈血栓塞栓症，血栓性静脈炎**　皮膚，唇，爪が紫色になる，足がむくむ
● **腎不全**　身体がむくむ，目が腫れぼったい，尿が出ない，尿の量が減る
● **消化管穿孔**　血便が出る，腹痛（吐き気や嘔吐を伴うこともある）
● **心嚢液貯留，胸水**　胸が痛い，ドキドキする（動悸）
● **脳出血**　激しい頭の痛み，嘔吐
● **可逆性後白質脳症症候群**　けいれん，視覚障害，意識障害，ふるえ
● **横紋筋融解症**　筋肉が痛む，手足がしびれる，力が入らない，赤っぽい尿が出る
● **肺塞栓症**　急な呼吸苦
● **高血圧クリーゼ**　高血圧により多臓器に障害を起こす

上記以外の副作用もありますので，これらの症状以外にも，
いつもと違う，おかしいと感じたら伝えてください。

インライタ内服を希望されない場合および内服開始後に同意を取り消される場合について

　インライタを内服するかどうかは，あなたの意思でお決めください。もし，心配なことがあったり，迷ったりする場合にはどなたに相談していただいても結構です。病気や治療の内容をよくご理解いただいた上で同意が得られれば，インライタを内服していただきたいと思います。

　もし，あなたがインライタ内服を取りやめたいと思われましたら，同意した後であっても，内服治療の途中であっても，いつでも同意を取り消すことができます。ご遠慮なくお申し出ください。

　また，インライタ内服を希望されない場合や，同意した後に同意を取り消された場合でも，これまでと同様に適切な治療を行いますので，あなたへの対応や治療において不利な扱いを受けることはありません。

インライタを服用中に守っていただきたいこと

① 何か身体に異常を感じましたら，遠慮せずに，担当医または相談窓口等にお知らせください。

② インライタは必ず，担当医の指示どおりに服用してください。

③ もしも，担当医の指示どおりに服用できなかった場合は，診察の際に服用できなかった日や理由などをお教えください。

④ あなたの安全性を確保するために，この薬は適切な服用間隔を保って服用する必要がありますので，毎日，一定の時間に服用してください。もし，服用を忘れた場合には，担当医へご相談ください。

⑤ 担当医が必要に応じて，あなたが診察・治療を受けている他の病院や診療科へ，あなたの治療状況を確認することがありますが，あらかじめご了承ください。

　インライタ内服開始後，担当医の指示が守れなかった場合などは，この薬の内服を中止していただくことがありますので，ご理解とご協力をお願いします。

　指定された診察日には必ず来院し，必要な診察や検査を受けてください。これはあなたの体調を定期的に確認するためです。ご都合が悪くなった場合は，必ず事前に担当医にご連絡ください。

ヴォトリエント®を服用される患者様へ

お薬の説明と治療中の注意について

　これはヴォトリエント®というお薬をよく知っていただき，腎がんに対する最良の治療を行うための説明書です。
　このお薬の服用をご希望される場合には，同意書にご署名ください。
　ヴォトリエント錠は効果が期待できる内服薬ですが，患者さんによっては強い副作用がでることがあります。安全に治療していただくために，説明をよく聞き，医師の指示は必ず守ってください。

山形大学医学部附属病院
―チーム YURCC―

お薬の説明

あなたの病気について

　一般的に細胞は一定の法則にしたがって増殖しますが，なんらかの原因でその規律をくずし，異常な増殖をすることがあります。この細胞の固まりを「腫瘍」といいます。腫瘍には，他の場所に広がることや生命をおびやかすことが少ない良性腫瘍とよばれるものと，「がん」とよばれる悪性のものがあります。がんは，周りの正常な組織などにしみこむようにして増殖することが多く，組織を破壊したり，他の部位に転移するなどの特徴をもちます。また，栄養を運び，細胞が増殖するのを助ける血管を自ら作ることがあります。

　今，あなたが治療を必要としている病気は『腎細胞癌』(以下，腎がん) といい，がんの一種です。手術の対象とならない『腎がん』の治療法として，サイトカイン療法 (インターフェロン-α，インターロイキン-2 などの薬による治療法) や，あなたが使用する予定の「ヴォトリエント」に代表される分子標的治療があります。

　あなたがこの薬の内服を希望されない場合は，あなたの状態や過去の治療歴を考慮して，あなたに最も良いと考えられる治療法を行います。なお，いずれの治療を行う場合でも，合併症 (副作用) が発現する可能性があります。

服用を始める前に確認すること

現在服用中の薬剤はありませんか？

　ヴォトリエントによる治療中に服用することが好ましくない薬が数多くありますので，現在，服用中の薬や摂取されている健康食品がある場合はお知らせください。

　また，現在，他の病院や診療所で治療中の疾患がある場合や，ヴォトリエントによる治療中に新たに治療を始める場合，新たに薬を内服する場合は，担当医に伝えてください。薬局で市販の薬を購入する場合も同様に，担当医にお伝えください。

歯の治療や痔の治療，手術の予定などはありませんか？

　ヴォトリエントを服用すると，患者さんによっては出血しやすくなったり，出血が止まりにくくなったりします。歯の治療や痔の治療，手術の予定などがある場合は，内服前に担当医にお知らせください。また，ヴォトリエント治療継続中に歯科治療や他の病気に対しての手術治療が必要となった場合も，必ず事前に担当医にお知らせください。

普段の血圧は高くないですか？

　ヴォトリエントは血圧に影響するお薬です。高血圧の方は，さらに重症化する可能性があります。外来で治療を行う方や退院後もヴォトリエントを服用される方は，家庭での血圧測定を毎日行うようにしてください。

▌妊娠中または妊娠している可能性はありませんか？
▌授乳中ではありませんか？

　ヴォトリエントは動物実験で、胎児に対する毒性が認められました。また、ヴォトリエントを授乳中に投与したときの安全性は確立していません。ヴォトリエント治療中および治療後最低8週間は妊娠、授乳を避けてください。

▌肝炎にかかったことはありませんか？
▌肝機能が悪いと言われたことはありませんか？

　ヴォトリエントは肝機能障害を起こしやすいお薬です。肝炎にかかったことのある方や肝機能の悪い方には慎重に投与する必要がありますので、担当医にお知らせください。

ヴォトリエントについて

　一般的に使われる抗がん剤は、増え続けるがん細胞を攻撃し、増殖を抑える効果があります。このとき正常な細胞も攻撃してしまうために、そのダメージが副作用として現れます。
　一方、「ヴォトリエント」は、正常細胞内ではあまり働いていないが、がん細胞内では強く働いているような物質を攻撃します。この作用によって、がん細胞が増えることを抑えます。しかし、特有の副作用が現れることがありますので、副作用について十分理解して、治療を受けてください。

▌薬効

●がん細胞の増殖抑制（がん細胞が増えることを抑える）

　がん細胞の成長の速さは、正常な細胞に比べてとても早いため、どんどん増殖して大きながんの固まりを作ります。ヴォトリエントは、がん細胞が増えようとする特別な信号を遮断することで、がん細胞の増殖を抑制する作用があります。

●血管新生の抑制

　がん細胞が成長するためには血管から酸素や栄養を得ることが必要です。ヴォトリエントはこのようながん細胞に栄養を送る血管ができるのをやめさせ、がん細胞に酸素や栄養が行かないようにすることで、がんの増殖を抑制する作用があります。

▌「ヴォトリエント」の期待される効果について

　『腎がん』の患者さんを対象とした「ヴォトリエント」の国際臨床試験（日本人の患者さんも含まれています）の結果によると、腫瘍が大きくならず抑えられる平均的な期間は、8.4カ月であったと報告されています（この期間は平均的なものであり、ほとんど効果がなかった患者さんがいらっしゃる一方、非常に長期間腫瘍を抑えられている患者さんも多くいらっしゃいます）。

ヴォトリエントの治療スケジュール

この治療では原則として1回200 mg錠4錠を1日1回服用していただきます。服用後の血圧や副作用をみて薬剤を減量していきます。その判断は，担当医があなたの状態を診察して決定しますので，ご自分の判断で通院を中止したりせず，予定日には必ず来院してください。

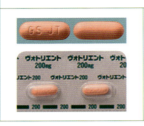

ヴォトリエント®錠 200 mg（成分名：パゾパニブ）

ヴォトリエントは食事の影響を受けやすい薬です。
そのため，空腹時に服用する必要があります。

◆ 服用時間の目安
食事の前に服用する場合……食事の1時間以上前に服用してください。
食事の後に服用する場合……食後2時間以降に服用してください。

服用は，食前1時間より前もしくは食後2時間より後に内服してください。また，薬は指示されたとおりに服用してください。残った錠剤を服用したり，1回の服用で指示された量以上の錠剤を服用したりしないようご注意ください。

服用中に気をつけること

食べてはいけない食べ物や飲み物

グレープフルーツまたはグレープフルーツジュースは，ヴォトリエントの効果を強め，副作用が強く出てしまう恐れがあるので，治療期間中は摂取を避けてください。

また，セント・ジョーンズ・ワート（セイヨウオトギリソウ）を含むサプリメントは，ヴォトリエントの効果を弱めてしまいますので，服用しないようにしてください。

食事について

ヴォトリエントは食事の影響を受けやすい薬です。特に脂肪分が多く脂っこい食事は，薬の吸収を抑え効き目が弱くなります。バランスの良い食事を心がけ，偏食はできるだけ避けてください。

酒，タバコの継続

アルコールの摂取や喫煙がヴォトリエントの効果に影響するという報告は特にありませんが，タバコやアルコールは様々な薬剤の効果や副作用の発現に影響しますので，健康的な生活を送るためにも禁煙し，アルコールは最小限にとどめておくことが大切です。肝機能が悪化したときなどは，治療途中に禁酒を指示することがあります。

副作用について

自分でわかる副作用(カッコ内の数値は国内を含む国際臨床試験での頻度を表します。)

● 手足症候群(29%)

手や足底に皮疹が出て，赤く腫れたり，皮膚がむけたり，痛みを伴うことがあります。

このような症状が現れたら，刺激を与えないようにしましょう。また，清潔に保つようにし，保湿することで軽減または予防することができます。

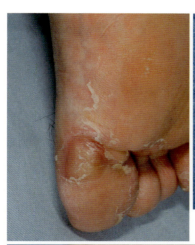
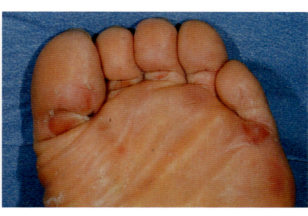
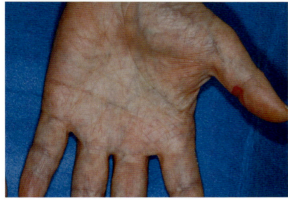
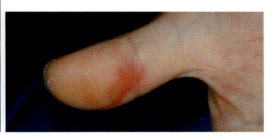

● 口内炎(14%)

治療中に口の中があれたり，口内炎ができることがあります。うがいやブラッシングなどで口の中を清潔に保つようにしてください。ただし，強すぎるブラッシングは逆効果ですので，あまり力を入れないようにしてください。早めの対処で重症化を抑えられることもありますので，我慢しないで担当医に相談してください。

● 疲労感，倦怠感(55%)

治療期間中に，疲れやだるさを感じることがあります。治療中は無理をせずにゆっくり休んでください。また，症状がひどい場合は我慢しないで主治医に相談してください。

●出血しやすい

歯ぐきや鼻，おしりなどから出血したり，出血が止まりにくくなることがあります。すぐに止まる出血は問題ありませんが，止まらない場合は速やかに受診してください。また，消化管出血や脳出血など緊急手術が必要になったり，生命に関わる出血も低頻度ですがありえます。

●間質性肺炎

せき，息切れ，息苦しい，発熱，胸が痛いなどの症状が現れます。重症度は個人によって異なり，重症の場合は命に関わります。いつもと異なる息切れを感じた場合，速やかに医師へ連絡してください。また，症状がなくても，検査によって発見される場合がありますので，適宜検査をさせていただくことがあります。

●心不全

動悸，息切れなどの症状が現れます。いつもと異なる息切れを感じた場合，速やかに医師へ連絡してください。また，症状がなくても，検査によって発見される場合がありますので，適宜検査をさせていただくことがあります。

検査でわかる副作用（カッコ内の数値は国内を含む国際臨床試験での頻度を表します。）

ヴォトリエントによる治療期間中は，血液検査や体重，脈拍，体温，血圧などの測定を適宜行い，お体の状態を確認させていただきます。

●高血圧（42%）

血圧上昇による重大な副作用の報告があるため，治療中は定期的な血圧の測定が大切です。また，高血圧が発現しても降圧薬の服用で治療は継続することができます。

●肝機能障害（AST 上昇 61%，ALT 上昇 60%）

ヴォトリエントは肝臓で代謝される薬剤で，肝胆道系に障害が現れることがあります。疲れやだるさを感じることがあります。これらの症状に対しては，肝臓の働きを助ける肝機能改善薬を服用していただくことがあります。

●甲状腺機能障害（12%）

甲状腺という首の部分にある臓器から出る甲状腺ホルモンが低下することにより，疲れやだるさを感じることがあります。開始当初は問題なくても，長期内服中に甲状腺機能が低下することも多くあります。甲状腺ホルモンを補充する薬（チラージン S®）で対処することができます。適宜採血で甲状腺ホルモン値を測定し，症状が出る前に甲状腺ホルモン薬を服用していただくことがあります。また，ヴォトリエント内服が長期間となった場合，内服中止後も甲状腺ホルモン薬内服を継続する必要がある場合があります。

その他の重大な副作用とその症状

- **動脈血栓塞栓症，静脈血栓塞栓症，血栓性静脈炎**　皮膚，唇，爪が紫色になる，足がむくむ
- **腎不全**　身体がむくむ，目が腫れぼったい，尿が出ない，尿の量が減る
- **消化管穿孔**　血便が出る，腹痛（吐き気や嘔吐を伴うこともある）
- **心嚢液貯留，胸水**　胸が痛い，ドキドキする（動悸）
- **脳出血**　激しい頭の痛み，嘔吐
- **可逆性後白質脳症症候群**　けいれん，視覚障害，意識障害，ふるえ
- **横紋筋融解症**　筋肉が痛む，手足がしびれる，力が入らない，赤っぽい尿が出る
- **肺塞栓症**　急な呼吸苦
- **高血圧クリーゼ**　高血圧により多臓器に障害を起こす

> 上記以外の副作用もありますので，これらの症状以外にも，
> いつもと違う，おかしいと感じたら伝えてください。

ヴォトリエント内服を希望されない場合および内服開始後に同意を取り消される場合について

　ヴォトリエントを内服するかどうかは，あなたの意思でお決めください。もし，心配なことがあったり，迷ったりする場合にはどなたに相談していただいても結構です。病気や治療の内容をよくご理解いただいた上で同意が得られれば，ヴォトリエントを内服していただきたいと思います。

　もし，あなたがヴォトリエント内服を取りやめたいと思われましたら，同意した後であっても，内服治療の途中であっても，いつでも同意を取り消すことができます。ご遠慮なくお申し出ください。

　また，ヴォトリエント内服を希望されない場合や，同意した後に同意を取り消された場合でも，これまでと同様に適切な治療を行いますので，あなたへの対応や治療において不利な扱いを受けることはありません。

お薬の説明

ヴォトリエントを服用中に守っていただきたいこと

① 何か身体に異常を感じましたら，遠慮せずに，担当医または相談窓口等にお知らせください。

② ヴォトリエントは必ず，担当医の指示どおりに服用してください。

③ もしも，担当医の指示どおりに服用できなかった場合は，診察の際に服用できなかった日や理由などをお教えください。

④ あなたの安全性を確保するために，この薬は適切な服用間隔を保って服用する必要がありますので，毎日，一定の時間に服用してください。もし，服用を忘れた場合には，担当医へご相談ください。

⑤ 担当医が必要に応じて，あなたが診察・治療を受けている他の病院や診療科へ，あなたの治療状況を確認することがありますが，あらかじめご了承ください。

　ヴォトリエント内服開始後，担当医の指示が守れなかった場合などは，この薬の内服を中止していただくことがありますので，ご理解とご協力をお願いします。

　指定された診察日には必ず来院し，必要な診察や検査を受けてください。これはあなたの体調を定期的に確認するためです。ご都合が悪くなった場合は，必ず事前に担当医にご連絡ください。

分子標的治療に関する同意書

_____殿

　私は，担当医より腎細胞癌に対する分子標的治療に関して，説明文書に基づき，その特徴，方法，副作用，注意点等について説明を受けました。

　これらを十分に理解したうえで，分子標的治療の実施につき同意します。

平成　　　年　　　月　　　日

患者氏名（署名）　_____

住所　_____

代諾者氏名　_____（続柄　　　　　）

住所　_____

〔付録 CD に収載しておりますので，プリントしてご使用いただけます。〕

各種記入用紙
患者向けツール

- 分子標的治療に関する同意書 ……………………………………………… p. 124
- 投与開始前チェックリスト（既往歴/全身状態） ……………………… p. 125
- 投与スケジュール表 ………………………………………………………… p. 126
- 薬歴管理表 …………………………………………………………………… p. 133
- 副作用管理シート …………………………………………………………… p. 137
- 分子標的薬を服薬中のスキンケアについて ……………………………… p. 140
- 問診票（分子標的薬の治療を受けられている患者さんへ） …………… p. 141
- YURCC パッケージ バリアンスシート …………………………………… p. 142

本章の内容はすべて付録 CD に収載しておりますので，プリントしてご使用いただけます。

分子標的治療に関する同意書

_____ 殿

　私は，担当医より腎細胞癌に対する分子標的治療に関して，説明文書に基づき，その特徴，方法，副作用，注意点等について説明を受けました。
　これらを十分に理解したうえで，分子標的治療の実施につき同意します。

平成　　　年　　　月　　　日

患者氏名（署名）_____

住所　_____

代諾者氏名　_____（続柄　　　　）

住所　_____

投与開始前チェックリスト（既往歴/全身状態）

既往歴
- ☐ 心疾患
- ☐ 高血圧症
- ☐ 腎疾患
- ☐ B型肝炎ウイルスキャリア
- ☐ C型肝炎ウイルスキャリア
- ☐ 肝疾患
- ☐ 呼吸器疾患
- ☐ 消化管潰瘍
- ☐ 食道炎，胃炎
- ☐ 膵炎
- ☐ 妊娠
- ☐ う歯，歯周炎
- ☐ アレルギー
- ☐ その他（　　　　　　　　　　　　　　　）

全身状態
- ☐ PS（0，1，2，3，4）
- ☐ 理解力（　　　　　　　　　　　　　　　）
- ☐ 脳転移の有無
- ☐ 消化管転移の有無
- ☐ 備考（　　　　　　　　　　　　　　　　）

治療前検査
- ☐ 採血（血算，TP，Alb，AST，ALT，LDH，γ-GTP，ALP，BUN，Cr，Amy，リパーゼ，血糖，Na，K，Cl，Ca，TSH，FT3，FT4，CRP，HBs抗原，HCV抗体）
- ☐ 検尿（尿タンパク陽性の場合，尿タンパク定量も）
- ☐ 胸部レントゲン
- ☐ 心電図
- ☐ 頭部 CT
- ☐ 胸部 CT
- ☐ 腹骨盤部 CT
- ☐ 呼吸機能検査
- ☐ 心エコー
- ☐ 上部消化管内視鏡検査
- ☐ 下部消化管内視鏡検査
- ☐ ICG 試験
- ☐ 歯科受診（う歯，歯周炎のチェック，口内炎の予防指導など）

各種記入用紙／患者向けツール

投与スケジュール表（スーテント®例）

付録CDには，記入用紙それぞれ1枚をA4サイズで収載しております。

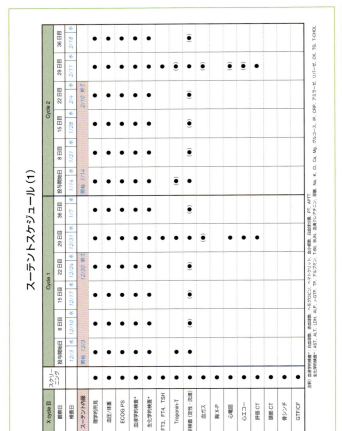

投与スケジュール表

スーテントスケジュール(5)

127

各種記入用紙／患者向けツール

投与スケジュール表（ネクサバール®例）

付録CDには，記入用紙それぞれ1枚をA4サイズで収載しております。

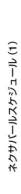
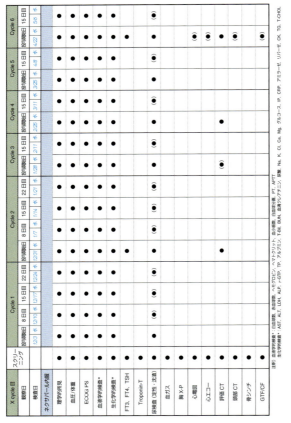

投与スケジュール表（アフィニトール®例）

付録CDには，記入用紙それぞれ1枚をA4サイズで収載しております。

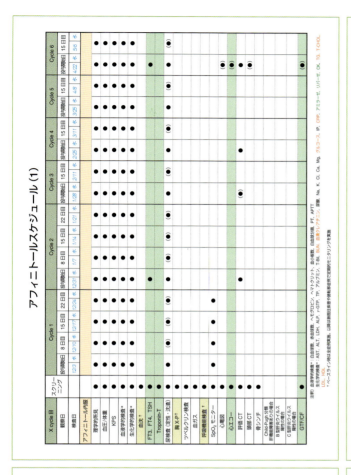

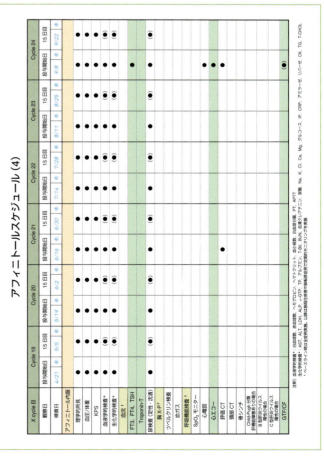

各種記入用紙/患者向けツール

投与スケジュール表（トーリセル®例）

付録CDには，記入用紙それぞれ1枚をA4サイズで収載しております。

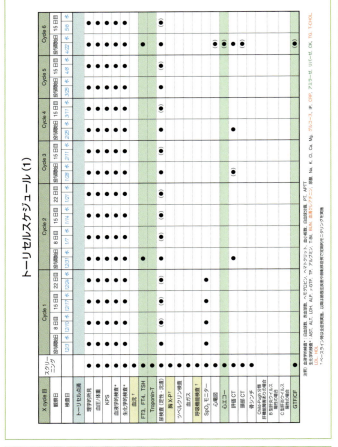
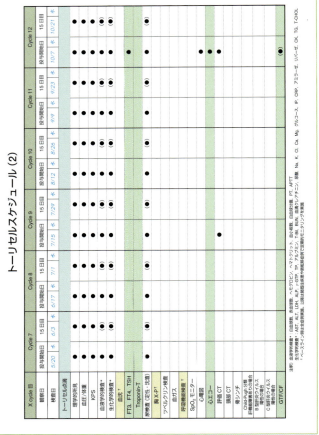

投与スケジュール表（インライタ®例）

付録CDには，記入用紙それぞれ1枚をA4サイズで収載しております。

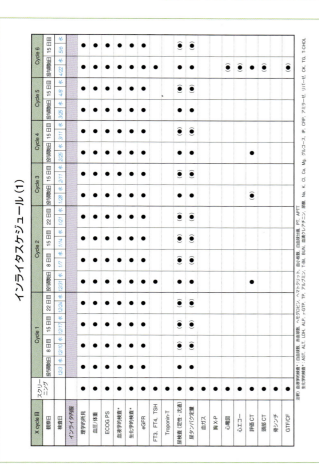

各種記入用紙/患者向けツール

投与スケジュール表（ヴォトリエント®例）

付録CDには，記入用紙それぞれ1枚をA4サイズで収載しております。

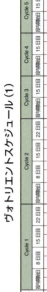

薬歴管理表（スーテント®例）

付録CDには，記入用紙それぞれ1枚をA4サイズで収載しております。

薬歴管理表（ネクサバール®例）

付録CDには，記入用紙それぞれ1枚をA4サイズで収載しております。

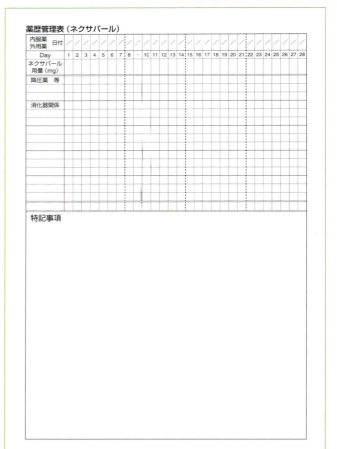

薬歴管理表（アフィニトール®例）

付録CDには，記入用紙それぞれ1枚をA4サイズで収載しております。

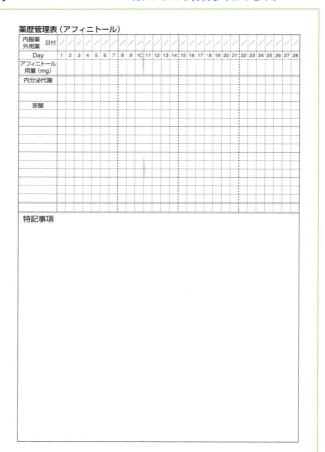

薬歴管理表（トーリセル®例）

付録CDには，記入用紙それぞれ1枚をA4サイズで収載しております。

薬歴管理表（インライタ®例）

付録CDには，記入用紙それぞれ1枚をA4サイズで収載しております。

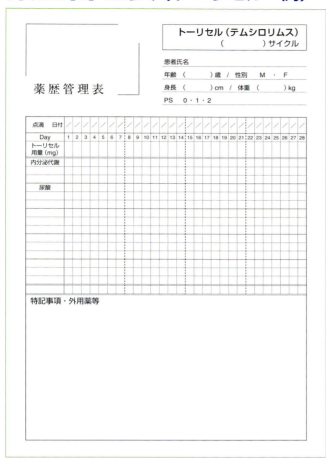

各種記入用紙／患者向けツール

薬歴管理表（ヴォトリエント®例）

付録CDには，記入用紙それぞれ1枚をA4サイズで収載しております。

副作用管理シート（スーテント®例）

付録CDには，記入用紙それぞれ1枚をA4サイズで収載しております。

スーテント　第　　サイクル　　患者名＿＿＿＿＿＿＿＿＿＿

施用日　　年　月　日　～　　年　月　日

患者情報

性別	男性　女性
年齢	歳
身長	cm
開始時の体重	kg
ECOG PS	

投与前確認

- □ 投与量　　50　37.5　25　mg　　減量の理由（　　　　　）
- □ 服薬指導
  - □ 副作用（自覚症状）を理解し，症状を的確に伝えることができる
  - □ 投与スケジュールを理解できている
- □ 併用薬確認，薬物相互作用確認
- □ 保湿剤（ヒルドイドソフト），含嗽剤（ハチアズレ）処方確認
- □

コメント

副作用確認

	症状	発現時期	症状（Gradeなど）	期間	対処	結果
自覚症状	手足症候群		Grade □1 □2 □3 □4			
	下痢		Grade □1 □2 □3 □4			
	倦怠感		Grade □1 □2 □3 □4			
	悪心嘔吐		Grade □1 □2 □3 □4			
	口内炎		Grade □1 □2 □3 □4			
	出血（鼻出血等）		Grade □1 □2 □3 □4			
			Grade □1 □2 □3 □4			
			Grade □1 □2 □3 □4			
検査等	高血圧		Grade □1 □2 □3 □4			
	肺炎		Grade □1 □2 □3 □4			
	心機能障害		Grade □1 □2 □3 □4			

検査値

		投与前	投与開始	8日目	15日目	22日目	29日目	36日目
バイタル	体温							
	血圧（収縮期）							
骨髄/血液	WBC							
	NEUT							
	Hb							
	PLT							
感染症	CRP							
肝機能	AST							
	ALT							
	T-Bil							
腎機能	BUN							
	Cr							
	CCr (mL/min)							
膵酵素	Lipase							
	Amyrase							
甲状腺	TSH							
	FT3							
	FT4							
その他								

副作用管理シート（ネクサバール®例）

付録CDには，記入用紙それぞれ1枚をA4サイズで収載しております。

ネクサバール　第　　サイクル　　患者名＿＿＿＿＿＿＿＿＿＿

施用日　　年　月　日　～　　年　月　日

患者情報

性別	男性　女性
年齢	歳
身長	cm
開始時の体重	kg
ECOG PS	

投与前確認

- □ 投与量　　　　　　mg　　減量の理由（　　　　　）
- □ 服薬指導
  - □ 副作用（自覚症状）を理解し，的確に伝えることができる
  - □ 投与スケジュールを理解できている
- □ 薬物相互作用
- □ 保湿剤（ヒルドイドソフト），含嗽剤（ハチアズレ）処方確認
- □

コメント

副作用確認

	症状	発現時期	症状（Gradeなど）	期間	対処	結果
自覚症状	手足症候群		Grade □1 □2 □3 □4			
	下痢		Grade □1 □2 □3 □4			
	倦怠感		Grade □1 □2 □3 □4			
	口内炎		Grade □1 □2 □3 □4			
	食欲不振		Grade □1 □2 □3 □4			
	脱毛		Grade □1 □2 □3 □4			
	発疹・落屑		Grade □1 □2 □3 □4			
検査等	高血圧		Grade □1 □2 □3 □4			
	肺炎		Grade □1 □2 □3 □4			
	心機能障害		Grade □1 □2 □3 □4			

検査値

		投与前	投与開始	8日目	15日目	22日目	29日目	36日目
バイタル	体温							
	血圧（収縮期）							
	血圧（拡張期）							
骨髄/血液	WBC							
	NEUT							
	Hb							
	PLT							
感染症	CRP							
肝機能	AST							
	ALT							
	T-Bil							
腎機能	BUN							
	Cr							
	CCr (mL/min)							
膵酵素	Lipase							
	Amyrase							
甲状腺	TSH							
	FT3							
	FT4							
その他	リン							

137

各種記入用紙/患者向けツール

副作用管理シート（アフィニトール®例）

付録CDには，記入用紙それぞれ1枚をA4サイズで収載しております。

副作用管理シート（トーリセル®例）

付録CDには，記入用紙それぞれ1枚をA4サイズで収載しております。

副作用管理シート（インライタ®例）

付録CDには，記入用紙それぞれ1枚をA4サイズで収載しております。

インライタ　第　　サイクル　　患者名＿＿＿＿＿＿＿＿＿＿
施用日　　年　月　日 ～ 　年　月　日

患者情報

性別	男性　女性
年齢	歳
身長	cm
開始時の体重	kg
ECOG PS	

投与前確認

- □ 投与量　　　　mg　　減量の理由（　　　　）
- □ 服薬指導
  - □ 副作用（自覚症状）を理解し，症状を的確に伝えることができる
  - □ 投与スケジュールを理解できている
- □ 併用薬確認，薬物相互作用確認
- □ 保湿剤（ヒルドイドソフト），含嗽剤（ハチアズレ）処方確認
- □

コメント

副作用確認

	症状	発現時期	症状（Gradeなど）	期間	対処	結果
自覚症状	手足症候群		Grade □1 □2 □3 □4			
	悪心		Grade □1 □2 □3 □4			
	下痢		Grade □1 □2 □3 □4			
	口内炎		Grade □1 □2 □3 □4			
	食欲不振		Grade □1 □2 □3 □4			
	倦怠感		Grade □1 □2 □3 □4			
	発声障害		Grade □1 □2 □3 □4			
検査等	高血圧		Grade □1 □2 □3 □4			
	尿蛋白		Grade □1 □2 □3 □4			

検査値

		投与前	投与開始	8日目	15日目	22日目	29日目	36日目
バイタル	体温							
	血圧（収縮期）							
	血圧（拡張期）							
骨髄/血液	WBC							
	NEUT							
	Hb							
	PLT							
感染症	CRP							
肝機能	AST							
	ALT							
	T-Bil							
腎機能	BUN							
	Cr							
	CCr (mL/min)							
膵酵素	Lipase							
	Amyrase							
甲状腺	TSH							
	FT3							
	FT4							
その他								

副作用管理シート（ヴォトリエント®例）

付録CDには，記入用紙それぞれ1枚をA4サイズで収載しております。

ヴォトリエント　第　　サイクル　　患者名＿＿＿＿＿＿＿＿＿＿
施用日　　年　月　日 ～ 　年　月　日

患者情報

性別	男性　女性
年齢	歳
身長	cm
開始時の体重	kg
ECOG PS	

投与前確認

- □ 投与量　　　　mg　　減量の理由（　　　　）
- □ 服薬指導
  - □ 副作用（自覚症状）を理解し，症状を的確に伝えることができる
  - □ 投与スケジュールを理解できている
- □ 併用薬確認，薬物相互作用確認
- □ 保湿剤（ヒルドイドソフト），含嗽剤（ハチアズレ）処方確認
- □

コメント

副作用確認

	症状	発現時期	症状（Gradeなど）	期間	対処	結果
自覚症状	手足症候群		Grade □1 □2 □3 □4			
	皮疹		Grade □1 □2 □3 □4			
	味覚異常		Grade □1 □2 □3 □4			
	口内炎		Grade □1 □2 □3 □4			
	胃腸障害		Grade □1 □2 □3 □4			
	便秘		Grade □1 □2 □3 □4			
	末梢性浮腫		Grade □1 □2 □3 □4			
	疲労		Grade □1 □2 □3 □4			
検査等	高血圧		Grade □1 □2 □3 □4			
	肺炎		Grade □1 □2 □3 □4			
	心機能障害		Grade □1 □2 □3 □4			

検査値

		投与前	投与開始	8日目	15日目	22日目	29日目	36日目
バイタル	体温							
	血圧（収縮期）							
	血圧（拡張期）							
骨髄/血液	WBC							
	NEUT							
	Hb							
	PLT							
感染症	CRP							
肝機能	AST							
	ALT							
	T-Bil							
腎機能	BUN							
	Cr							
	CCr (mL/min)							
膵酵素	Lipase							
	Amyrase							
甲状腺	TSH							
	FT3							
	FT4							
代謝	血糖							
その他	ALP							
	Mg							

各種記入用紙/患者向けツール

分子標的薬を服薬中のスキンケアについて

このお薬を服薬している間，「手足症候群」という皮膚症状が現れることがあります。お薬を飲み続けることができるように，適切な時期に適切な対処・治療を行い，上手にコントロールすることが大切です。

1. 原因

現在のところ，なぜこのような症状が起こるのかはわかっていません。
また，必ずこのような症状が現れるとは限りません。

2. 症状

皮膚の体質や内服されているお薬の種類によって，症状の現れ方や程度は異なります。
「発赤」➡「かゆみ，痛み」➡「水疱，表皮剥離」➡「角質化」の経過をたどる傾向が認められていますが，症状の程度や変化には個人差があります。
また，爪の変形や割れなどが起こることがあります。

3. 基本的な注意事項

皮膚に対する圧迫・熱・摩擦による刺激が原因といわれています。
- できるだけ避けていただきたいこと
  - 長時間同じ姿勢で立っていることや過度の運動，散歩
  - 足裏のマッサージ
  - 革などの硬い素材や窮屈な靴の着用
  - 長時間あるいは熱い湯での入浴
  - 炎症がひどい場合の家事仕事（タオル絞りやたわしの使用，熱い湯での作業）

4. 対処方法

- 乾燥肌は刺激をより受けやすくなるため，症状がまったくない場合でも普段から保湿に努めましょう（市販のクリームなど）。夜間は木綿の手袋や靴下の着用などもお勧めします。
- もともと，かかとなどが角質化している場合やたこ（胼胝）などがある場合は事前に担当医にご相談ください。早めに処置（胼胝削り）をしておくことで，症状の悪化を防ぐことができます。
- 発赤や痛みがある場合，歩行時の足底への圧迫を避けるため，衝撃吸収素材のものやスポンジ素材のものを靴底に使用することで，痛みを和らげることができます。
- 家事・水仕事を行う場合は，ゴム手袋を使用し，その後はこまめに保湿クリームを塗布しましょう。
- 爪が薄くなったり割れやすくなっている場合は，爪切りは使用せず，やすりで整え，水絆創膏や透明のマニキュアで保護しましょう。

> 我慢せず，また自己判断で処置せずに，遠慮なくご相談ください。

5. 治療方法

担当医より，皮膚科医師を紹介してもらいましょう。
皮膚の状態に合わせて適切な軟膏を選ぶことが必要です。
- 乾燥予防：　　保湿クリーム
- 角質化対応：　尿素やサリチル酸を含む皮膚軟化剤
- 痛みを伴う発赤・紅斑：　副腎皮質ステロイド剤を含む軟膏
- ＊痛みが強い場合，消炎鎮痛剤を内服することで症状を和らげることもできます。

問診票（分子標的薬の治療を受けられている患者さんへ）

分子標的薬の治療を受けられている患者さんへ

年　　月　　日

お名前＿＿＿＿＿＿＿＿＿＿＿＿＿様

1. 診察前に，血圧・体温を測って下さい
   血圧：（　　　／　　　）mmHg
   体温：（　　．　　）℃　　　体重：（　　　）kg

2. 前回外来受診後からの体調はいかがでしたか
   あてはまる症状があれば，〇で囲んで下さい
   その他に気になる症状があった場合は（　　　）に記入して下さい

熱が出た	味が変わった	胸が苦しい
頭が痛い	食欲がない	動悸（どうき）がする
血圧が高い	吐き気がする	息が苦しい
体重が減った	食べられない	息切れがする
体重が増えた	便秘	咳が出る
だるい	下痢	皮膚が赤くなった
疲れやすい	出血しやすい（歯ぐき・鼻血 等）	手のひらが痛い
からだが冷える		足のうらが痛い
声がかすれる		皮膚がむけた

   その他（　　　　　　　　　　　　　　　　　）

3. 一日の水分はどのくらい飲んでいますか　　約（　　　　）ml

4. 前回外来受診後，他の病院や薬局で薬を処方されたものはありますか
   　　　　　　　　　　　　　　　　　　　（例えば　かぜ薬）
   （　　　　　　　　　　　　　　　　　　　　　　　　　）

5. その他，相談したいことはありますか
   （　　　　　　　　　　　　　　　　　　　　　　　　　）

●心配なことやわからないことがありましたら，いつでも担当医にお聞き下さい●

＿＿＿＿＿＿＿病院＿＿＿＿＿＿科

YURCC パッケージ バリアンスシート

山形大学医学部泌尿器科行　Fax: 023-628-5370

記入された先生のお名前＿＿＿＿＿＿＿＿＿＿＿＿　御施設＿＿＿＿＿＿＿＿＿＿＿＿＿＿

記入日＿＿＿＿＿年＿＿＿＿＿月＿＿＿＿＿日

■症例について■

年齢＿＿＿＿＿歳　　　　　□男性　　□女性

TNM　　T（　　）N（　　）M（　　）

PS　　　□0,　□1,　□2,　□3

初回診断から点出現まで1年以内　　□Yes　□No

LDH　　正常上限の1.5倍以上　　□Yes　□No

ヘモグロビン低下（男性13.5 g/dl 以下，女性11.0 g/dl 以下）　□Yes　□No

補正 Ca〔total Ca－0.707（albumin－3.4）〕が 10 mg/dl 以上　□Yes　□No

腎摘除の有無　　□有　□無

バリアンスの内容

索 引

あ

アキシチニブ（インライタ）	2, 106
足白癬	8, 11
アセチルグルコサミニダーゼ	33
アセチロール	8, 11, 45
アゾール系抗真菌薬	60
アダラート	12
アフィニトール（エベロリムス）	5, 37, 90
アポプロン	14
アミオダロン	23
アミラーゼ	26, 65, 86
アムロジン	12
アルコール摂取	76, 84, 92, 100, 108, 116
アルサルミン内服液	26
アルドメット	14
アレルギー反応	101
アンテベート	8
イソジンガーグル	23
胃粘膜保護剤	26
易疲労感	4, 66
イミプラミン	60
イライラ感	62, 66
イルベタン	13
インターフェロン-α	16, 74, 82, 90, 98, 106, 114
インターロイキン-2	74, 82, 90, 98, 106, 114
咽頭粘膜障害	54
インライタ（アキシチニブ）	2, 106
ヴォトリエント（パゾパニブ）	2, 106
ウレパール	45
エースコール	13
エブランチル	13
エベロリムス（アフィニトール）	5, 37, 90
嚥下	54
横紋筋融解症	79, 87, 102, 111, 119
おくすりダイアリー	66, 67, 68
悪心・嘔吐	25, 28, 62, 65
オメプラール	26
オルメテック	13

か

咳嗽	64
潰瘍性皮膚炎	7, 11, 65
可逆性後白質脳症症候群	79, 87, 111, 119
角（質）化	7, 9, 10, 11, 46, 49, 61, 65
角化粘膜	51
核酸アナログ製剤	27
角質除去	8, 46
ガスター	26
ガスモチン	25, 28
カタプレス	14
家庭血圧測定	17
可動粘膜	50
ガナトン	25, 28
かゆみ	49
カルデナリン	13
肝炎	99
がん化学療法看護認定看護師	69
がん看護専門看護師	69
肝機能障害	25, 27, 29, 65, 111, 115, 118
肝機能低下	86
がん細胞	75, 83, 91, 99, 107, 115
間質性肺炎	5, 36, 37, 57, 63, 78, 87, 90, 93, 98, 101, 110, 118
間質性肺疾患	5, 37, 39
肝膵障害	62
乾性咳嗽	36, 40
肝性脳症	29
感染（症）	5, 11, 93, 99, 101
感染管理認定看護師	69
肝転移	25, 29
がんの増殖	75, 83, 91, 99, 107, 115
肝不全	29, 79, 94
記憶力低下	66
喫煙	76, 84, 92, 100, 108, 116
キニジン	60
急性腎不全	79, 87
急性膵炎	65
胸水	111, 119
胸部X線写真	36, 40
胸部CT（検査）	36, 38, 41, 42
胸部症状	66

143

索引

亀裂	61
クレアチニンクリアランス	32
グレープフルーツ（ジュース）	60, 66, 76, 84, 92, 100, 108, 116
鶏眼	10
経済的支援	64
経済的不安	66
血圧	61, 74, 82, 106, 114
血圧変動	65
血液毒性	4
結核	99
血管内皮増殖因子	9
血小板減少	4, 65, 79, 94, 102, 110
血清クレアチニン	32
血清システチン C	32
血栓性静脈炎	102, 111, 119
血栓性微小血管症	15, 79
ケラチナミン	45
下痢	5, 26, 28, 65, 86, 110
倦怠感	78, 86, 93, 101, 109, 117
降圧薬	4, 12, 17, 78, 86
高額療養費（制度）	64, 66, 67
抗がん剤	75, 83, 91, 99, 107
口腔ケア	50
口腔内の観察シート	50
口腔粘膜障害	50
高血圧	2, 12, 15, 57, 65, 74, 78, 82, 86, 106, 111, 114, 118
高血圧クリーゼ	111, 119
高血糖	5, 94, 102
高コレステロール血症	94, 102
高脂血症	64
甲状腺機能亢進	22, 24, 62
甲状腺機能亢進症	20, 24
——の症状	24
甲状腺機能障害	20, 22, 62, 66, 111, 118
甲状腺機能低下	4, 22, 23, 62, 65, 79
甲状腺機能低下症	20, 22
——の症状	23
甲状腺自己抗体	22
甲状腺ホルモン薬	79
好中球減少	61, 65, 79, 93, 102
高トリグリセリド血症	94, 102
口内炎	5, 50, 64, 65, 93, 101, 109, 117
紅斑	7, 9, 11, 49, 65
抗 VEGF 薬	15, 16
呼吸器症状	39
呼吸機能	36
呼吸困難	36, 64
骨髄抑制	61, 65

コナン	13
コバシル	13

さ

サイトメガロウイルス	39, 40
嗄声	62, 66
寒気	66
サリチル酸ワセリン	8, 11, 45
ザンタック	26
色素沈着	63
脂質異常（症）	5, 94, 102
止瀉薬	26
嗜眠	23, 62, 66
腫脹	44, 61
出血（傾向）	62, 65, 67, 78, 86, 110, 118
消炎鎮痛剤	46, 49
消化管運動賦活剤	25
消化管出血	28, 57, 65
消化管障害	62
消化管穿孔	26, 28, 58, 59, 62, 87, 102, 111, 119
消化器症状	25, 27, 28, 65
消化性潰瘍	28
上腹部痛	25, 28, 62
静脈血栓塞栓症	102, 111, 119
食欲不振	4, 62, 65, 78, 86, 93, 101, 110
心窩部不快感	65
心機能障害	14, 17, 61, 66, 79, 87
腎機能障害	13, 63, 65
心機能評価	66
心筋梗塞	61
心血管障害	17
腎細胞癌	74, 82, 90, 98, 106, 114
心電図異常	66
心嚢液貯留	102, 111, 119
心不全	61, 118
腎不全	94, 102, 111, 119
膵炎	65
膵機能低下	79, 86
膵酵素上昇	4, 26, 28
推算 GFR	32
水疱	9, 11, 46, 49, 61, 65
スキンケア	49, 61, 66
スケジュール表	66
スティーブンス・ジョンソン症候群	102
ステロイド外用剤	8, 11, 45
スニチニブ（スーテント）	2, 74
スプレンジール	12
清潔保持	67

整腸剤	26
セイヨウオトギリソウ（セント・ジョーンズ・ワート）	
	60, 66, 76, 84, 92, 100, 108, 116
摂食・嚥下障害看護認定看護師	69
ゼフィックス	27
セララ	14
セルフケア	47
セルベックス	26
穿孔	5, 28, 62, 65
潜在的 B 型肝炎ウイルス（HBV）感染	29
セント・ジョーンズ・ワート（セイヨウオトギリソウ）	
	60, 66, 76, 84, 92, 100, 108, 116
ソラフェニブ（ネクサバール）	2, 82

た

大建中湯	25, 28
体重減少	5, 66
タガメット	26
多汗	66
多形紅斑型薬疹	9
タケプロン	26, 28
たこ	49
脱毛	63, 65
タナトリル	13
タバコ	76, 84, 92, 100, 108, 116
タンパク尿	15, 17, 34, 63, 111
チアトン	26, 28
知覚過敏	44, 61
治験コーディネーター	69
聴診	39
チラーヂン S	4, 20, 23, 24, 79
チロシンキナーゼ阻害薬	2, 57
鎮痙剤	26, 28
手足症候群	
	2, 4, 7, 9, 10, 11, 44, 49, 61, 65, 77, 85, 109, 117
——のフットケア・ハンドケア	44
手足のふるえ	62, 66
ディオバン	13
低体温	66
デキサメタゾン	60
デタントール	13
テノゼット	27
テムシロリムス（トーリセル）	5, 98
動悸	24, 61, 66
動作緩慢	66
疼痛	7, 9, 11, 45, 46
糖尿病	94, 102
動脈血液ガス	39

動脈血栓塞栓症	17, 111, 119
トーリセル（テムシロリムス）	5, 98

な

内出血	94, 102
ナウゼリン	25, 28
ニュートロジーナ	8, 45
ニューロタン	13
尿潜血	65
尿素	49
尿素（入り）クリーム	61, 66
尿素軟膏	8, 11, 45
尿タンパク	31, 65
認定看護師	69
ネキシウム	26
ネクサバール（ソラフェニブ）	2, 82
ネフローゼ	79, 87
捻髪音	40
脳出血	58, 102, 111, 119
膿疱	9, 11
ノルバスク	12

は

肺障害対策	37
肺浸潤	5
肺臓炎	5
肺塞栓症	79, 111, 119
吐き気	78, 86, 93, 101, 110
白癬	45
剥離	61
パスタロン（ソフト）	8, 11, 45
パゾパニブ（ヴォトリエント）	2, 114
ハチアズレ	52
ハチアズレ・キシロカイン	52
白血球減少	4, 13, 61, 65, 79, 93, 102, 110
抜歯	67
発熱	36, 37, 40, 64, 66
鼻血	94, 102
バラクルード	27
パリエット	26
ハンドケア（手足症候群の）	44
ビオフェルミン	26
肥厚	61
皮疹	65, 77, 85, 109, 117
皮膚症状	4, 7, 9, 61, 65
皮膚軟化剤	11, 45, 49

145

皮膚粘膜眼症候群 …………………………102
皮膚・排泄ケア認定看護師 ………… 47, 69
皮膚変色 …………………………… 65, 77
皮膚発疹 ………………………… 85, 101
標準看護計画 ……………………………65
ヒルドイド ………………………… 8, 11, 45
疲労（感）……5, 23, 24, 62, 66, 78, 86, 93, 101, 109, 117
貧血 ………………………………………65
頻脈 …………………………… 24, 62, 66
不安 ………………………… 24, 57, 66, 67
フェニトイン ……………………………60
副腎皮質ステロイド外用剤 ………… 11, 45
服薬指導（パンフレット）………… 66, 67
浮腫 ………………………… 13, 61, 63, 65
ブスコパン ………………………… 26, 28
フットケア（手足症候群の）……………44
プリンペラン ……………………… 25, 28
フルイトラン ……………………………13
フルメタ ……………………………………8
プレミネント ……………………………13
プロカインアミド ………………………60
プロトンポンプ阻害薬 …………………28
ブロプレス ………………………………13
分子標的薬 ………………………… 2, 57
ヘパリン類似物質 ………………… 11, 45
ヘプセラ …………………………………27
ベルクロラ音 ……………………………40
ペルジピン ………………………………12
ヘルベッサー ……………………………12
変色（皮膚）……………………………65
胼胝（処置）………… 8, 10, 11, 45, 46, 49, 61
保湿 ………… 7, 11, 45, 49, 67, 77, 85, 109, 117
保湿クリーム … 7, 10, 45, 46, 47, 49, 61, 66
保湿剤 ………………………… 7, 8, 11
発赤 ………………………… 7, 44, 49, 61

ま

マイザー ……………………………………8
ミカルディス ……………………………13
ミニプレス ………………………………13
ミヤ BM …………………………………26
ミリスロール ……………………………12
無気力 …………………………… 62, 66
ムコスタ …………………………………26
ムノバール ………………………………12
メサデルム …………………………………8
免疫力の低下 ……………………………87

や

薬剤性甲状腺炎 …………………………24
薬剤性肺障害 …………………… 37, 38, 42
薬剤耐性ウイルス ………………………30
薬疹 …………………………… 7, 9, 10, 13
指先の知覚過敏 …………………………61

ら

ラックビー ………………………………26
六君子湯 …………………………… 25, 28
リパーゼ …………… 4, 26, 28, 62, 65, 86
リファンピシン …………………………60
臨床検査 …………………………………65
リンパ球減少 …………………………5, 65
レギチーン ………………………………12
レニベース ………………………………13
レボチロキシン ……………………………4
ロペミン …………………………………26
ロンゲス …………………………………13

わ

ワイテンス ………………………………14

欧文

ALP ································· 65
ALT ····························· 62, 65
AST ····························· 62, 65

β_2 ミクログロブリン ··················· 33
β-D-グルカン ··················· 36, 39, 42
B 型肝炎治療ガイドライン ··········· 30
BUN ····························· 65

Ccr ····························· 32, 65
CMV ··························· 36, 39, 40
Cockcroft-Gault 式 ·············· 32, 33
COPD ························· 36, 37, 39
CRC ····························· 69
CTCAE ··················· 11, 20, 44, 45
CYP2C19 ······················· 25, 28
CYP3A4 ······················ 12, 17, 60

Eilers 口腔アセスメントガイド ········ 51, 55

FT3 ···················· 4, 20, 22, 23, 24, 62, 65
FT4 ···················· 4, 20, 22, 23, 24, 62, 65

γ-GTP ···························· 65
G-CSF ···························· 4, 62

H$_2$ ブロッカー（H$_2$ 受容体拮抗薬）······· 26, 28
hand-foot syndrome ··········· 2, 7, 9, 44
HBs 抗原 ························· 29
HBs 抗原陰性例 ····················· 29
HBV 感染 ························· 29
HBV キャリア ····················· 29
HBV 再活性化 ····················· 27
HCV 抗体 ························· 25, 27
HFS ··············· 2, 4, 7, 44, 47, 61, 65, 66
HIV プロテアーゼ阻害薬 ············· 60

KL-6 ························· 36, 39, 42

mTOR 阻害薬 ·········· 5, 36, 37, 38, 42, 58, 63

NAG ····························· 33
NO 合成低下 ····················· 15, 17

off-target AE ····················· 2
on-target AE ····················· 2

PDGFR ·························· 9
Pneumocystis jirovecii ··············· 40
PPI ····························· 26, 28

QOL ················· 4, 22, 44, 47, 62

RDI ······························ 2
RECORD-1 ························ 37
relative dose intensity ················· 2

SPD ··························· 36, 39
SpO$_2$ ···························· 39
ST 合剤 ························· 42

TKI ················· 2, 5, 7, 9, 57
TSH ··············· 4, 20, 22, 23, 24, 62, 65
tyrosine kinase inhibitor ················· 2

VEGF ······················· 4, 13, 15
VEGFR ·························· 9